《中医非物质文化遗产临床经典读本》

第一辑

# 种福堂公选良方

（第二版）

清·华岫云◎编撰

刘燕君◎校注

中国健康传媒集团
中国医药科技出版社

图书在版编目（CIP）数据

种福堂公选良方 /（清）华岫云编撰;刘燕君校注 .—2 版 .—北京：
中国医药科技出版社，2019.7
（中医非物质文化遗产临床经典读本）
ISBN 978-7-5214-0873-7

Ⅰ . ①种⋯　Ⅱ . ①华⋯ ②刘⋯　Ⅲ . ①方书 – 中国 – 清代
Ⅳ . ① R289.349

中国版本图书馆 CIP 数据核字（2019）第 037815 号

**美术编辑**　陈君杞
**版式设计**　也　在

出版　**中国健康传媒集团** | **中国医药科技出版社**
地址　北京市海淀区文慧园北路甲 22 号
邮编　100082
电话　发行：010 – 62227427　邮购：010 – 62236938
网址　www.cmstp.com
规格　880 × 1230mm $\frac{1}{32}$
印张　6 $\frac{1}{2}$
字数　134 千字
初版　2011 年 12 月第 1 版
版次　2019 年 7 月第 2 版
印次　2019 年 7 月第 1 次印刷
印刷　三河市腾飞印务有限公司
经销　全国各地新华书店
书号　ISBN 978-7-5214-0873-7
定价　**25.00 元**

获取新书信息、投稿、
为图书纠错，请扫码
联系我们。

　　《种福堂公选良方》是一本综合性医书，由清代学者华岫云编纂于乾隆四十年（1775 年）。

　　编者华岫云，字南田，（1696~1773 年），锡山（今江苏无锡）人。岫云原非医门中人，因他平生最为仰慕康雍乾时期的名医叶桂（天士）之医道医术，故平日留心寻觅叶天士的医案，并大量购买，故而日久积有万余例。华氏在此基础上将这些医案加以分门别类，编成《临证指南医案》十卷，将其刊刻于世，因此书影响巨大，岫云遂再次收集叶天士续补医案和叶氏之《温热论》（为叶天士授徒时由学生记录的授课问答），以及自己平生所集各种经验奇方合编成《种福堂公选良方》。

　　本书共四卷，卷一为温热论、续刻临证指南医案，其中温热论是叶氏师徒之间的授课问答，原无姓名，后经本书编者与清代医家唐大烈分别整理，形成华氏传本与唐氏传本，两种传本的学术内容一致，而文字差别较大，在读者阅习过程中，可与唐本比较阅读，其内容主要是阐发卫气营血辨证大纲。卷二至卷四为内、外、妇、儿各科常见疾病的验方、秘方选集，共计八百八十首，诸方按病证分类，每方详述适应证、组成及用法，可供读者研习借鉴。

内容提要

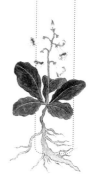

# 出版者的话

　　中国从有文献可考的夏、商、周三代，就进入了文明的时代。中国人认为自己是炎黄的子孙，若以此推算，中国的文明史可以追溯到五千年前。中华民族崇尚自然，形成了"天人合一"的信仰，中医学就是在这种信仰的基础上产生的一种传统医学。

　　中医的起源可以追溯到炎帝、黄帝时期，根据考古、文献记载和传说，炎帝神农氏发明了用药物治病，黄帝轩辕氏创造脏腑经脉知识，炎帝和黄帝不仅是中华民族的始祖，也是中医的缔造者。

　　大约在公元前1600年，商代的伊尹发明了用"汤液"治病，即根据不同的证候把药物组合在一起治疗疾病，后世称这种"汤液"为"方剂"，这种治病方法一直延续到现在。由此可见，中华民族早在3700多年前就发明了把各种药物组合为"方剂"治疗疾病，实在令人惊叹！商代的彭祖用养生的方法防治疾病，中国人重视养生的传统至今深入民心。根据西汉司马迁《史记》的记载，春秋战国时期的秦越人扁鹊善于诊脉和针灸，西汉仓公淳于意善于辨证施治。这些世代传承积累的医药知识，到了西汉时期已蔚为大观。汉文帝下诏命刘向等一批学者整理全国的图书，整理后的图书分为六大类，即六艺、诸子、诗赋、兵书、术数、方技，方技即医学。刘向等校书，前后历时27年，是对中国历史文献最为壮观的结集、整理、研究，真正起到了上对古人、下对子孙后代的承前启后的作用。后之学者，欲考中国学术的源流，可以此为纲鉴。

这些记载各种医学知识的医籍，传之后世，被遵为经典。医经中的《黄帝内经》，记述了生命、疾病、诊疗、药物、针灸、养生的原理，是中医学理论体系形成的标志。这部著作流传了2000多年，到现在，仍被视为学习中医的必读之书，且早在公元7世纪，就传播到了周边一些国家和地区，近代以来，更是被翻译成多种语言，在世界许多国家广泛传播。

经方医籍中记载了大量以方治病和药物的知识，其中有《汤液经法》一书，相传是伊尹所作。东汉时期，人们把用药的知识编纂为一部著作，称《神农本草经》，其中记载了365种药物的药性、产地、采收、加工和主治等，是现代中药学的起源。中国历代政府重视对药物进行整理规范，著名的如唐代的《新修本草》、宋代的《证类本草》，到了明代，著名医学家李时珍历经30余年研究，编撰了《本草纲目》一书，在世界各国产生了广泛影响。

东汉时期的张仲景，对医经、经方进行总结，创造了"六经辨证"的理论方法，编撰了《伤寒杂病论》，成为中医临床学的奠基人，至今仍是指导中医临床的重要文献。这部著作早在公元700年左右就传到日本等国家和地区，一直受到重视。

西晋时期，皇甫谧将《素问》《针经》和《黄帝明堂经》进行整理，编纂了《针灸甲乙经》，系统地记录了针灸的理论与实践，成为学习针灸的经典必读之书，一直传承到现在。这部著作也被翻译成多种语言，在世界各地广泛传播。

中医学在数千年的发展历程中，创造积累了丰富的医学理论与实践经验，仅就文献而言，保存下来的中医古籍就有1万余种。中医学独特的思想与实践，在人类社会关注健康、重视保护文化多样性和非物质文化遗产的背景下，显现出更加旺盛的生命力。

中医药学与中华民族所有的知识一样，是"究天人之际"的学问，所以，中国的学者们信守着"究天人之际，通古今之变，成一家之言"的至理。《素问·著至教论篇》记载黄帝与雷公讨论医道说："而道，上知天文，下知地理，中知人事，可以长久。以教众庶，亦不疑殆。医道论篇，可传后世，可以为宝。"这段话道出了中医学的本质。中医是医道，医道是文化、是智慧，《黄帝内经》中记载的都是医道。医道是究天人之际的学问，天不变，道亦不变，故可以长久，可以传之后世，可以为万世之宝。

医道可以长久，在医道指导下的医疗实践，也可以长久。故《黄帝内经》中的诊法、刺法可以用，《伤寒论》《金匮要略》《备急千金要方》《外台秘要》的医方今天亦可以用，《神农本草经》《证类本草》《本草纲目》的药今天仍可以用。

或许要问，时间太久了，没有发展吗？不需要创新吗？其实，求新是中华民族一贯的追求。如《礼记·大学》说："苟日新，日日新，又日新。"清人钱大昕有一部书叫《十驾斋养新录》，他以咏芭蕉的诗句解释"养新"之义说："芭蕉心尽展新枝，新卷新心暗已随，愿学新心养新德，长随新叶起新知。"原来新知是"养"出来的。

中华民族"和实生物，同则不继"的思想智慧，与当今国际社会提出的保护和促进文化多样性、保护人类的非物质文化遗产的需求相呼应。世界卫生组织 2000 年发布的《传统医学研究和评价方法指导总则》中，将"传统医学"定义为"在维护健康以及预防、诊断、改善或治疗身心疾病方面使用的各种以不同文化所特有的理论、信仰和经验为基础的知识、技能和实践的总和"，点明了文化是传统医学的根基。习近平总书记深刻指出:"中医药学是中国古代科学的瑰宝,也是打开中华文明宝库的钥匙。"这套丛书的整理出版,也是为了打磨好中医药学这把钥匙,以期打开中华文明这个宝库。

希望这套书的再版,能够带您回归经典,重温中医智慧,获得启示,增添助力!

中国医药科技出版社

2019 年 6 月

# 校注说明

《种福堂公选良方》，清·华岫云编。全书四卷，成书于清乾隆四十年（1775年），据《中国中医古籍总目》著录，现存清乾隆四十年（1775年）文苑堂刻本为本书初刻本，除此之外目前流通的还有清乾隆四十年（1775年）三省堂刻本，清乾隆四十二年（1777年）卫生堂刻本等。

本书编者华岫云，本为乾隆时期一位学者，并非叶氏门人，亦非以医为业，只是出于对叶天士的崇拜而四处寻觅、购买叶氏医案，并加以编辑整理，累计数年后出版成册，名为《临证指南医案》，该书临床价值颇高，曾大行于世。后来，华氏又将叶天士的续补医案《温热论》与自己平生所集各种经验奇方汇辑编纂为《种福堂公选良方》一书，但华氏未待书成竟突然谢世（乾隆三十八年），在两位徽商的资助下，由其好友岳廷璋续完。本书卷一为《温热论》、续补医案；卷二至卷四为内、外、儿、妇各科常见疾病验方，共计八百八十首，诸方按病证分类，每方详述适应证、组成及用法。

就目前掌握的早期版本情况来看，本书在全国范围内约有十余种版本，这次校注以中国中医科学院图书馆所藏清乾隆四十二年卫生堂刻本为底本，并以国家图书馆藏清乾隆四十二年卫生堂刻本为校本（简称国图本），虽然这两个版本是同一刻板印刷，但国图本经后人朱笔批改，文意畅通，方便理解，可以与底本互校内容。

在校注过程中，为了突出实用性，帮助读者理解，使全书更加简明易读，在保存底本原貌的情况下，在校注中遵循以下工作原则：

1.本书采用简体横排，现代标点。由于排版变化，竖版中的"右×味"，径改为"上×味"，文中不特说明。

2.书中的异体字、繁体字、俗写字如"鞕"、"觔"、"盦"等，文中径改为简化字，不另出注。通假字，保持原貌，注释中予以说明。

3.书中的引文与原著有异者，如《黄帝内经》《伤寒论》等援引文字，参考校本后，保持底本原貌。

4.全书添加现行的标点符号，以利阅读，凡书中涉及的书名均加书名号，若泛言"经云"，则"经"不加书名号。

5.正文中多有眉批，但未标识作者，本次点校一律予以保存。

6.原书部分目录混乱，体例不一，特予以重新整理，有据正文改动目录者，亦有据目录改动正文者，均出注说明。

限于笔者水平，点校中难免存在不少缺点和错误，敬请读者指正。

校注者

2011 年 6 月

# 序

　　华与余家，世为姻娅。华君岫云精通岐黄术，常存利济救人之心，孜孜不倦。向慕吴门叶天士先生为当世卢扁，留心觅其医案，约计盈万，分门选刻，共成十卷，名曰《临证指南》，已遍行海宇矣。壬申岁，又将其续补医案、《温热论》与平生所集各种经验奇方付刊，以备救急，其愿甚诚。忽于癸秋谢世，其方止刻十之二三，半途而废，见者咸为惋惜。华君好友岳君廷璋不忍膜视，力劝徽苏义、商程叶两君子授梓，完璧以公同志。一日汉川程君来蜀，出此编，乞①余作序。予素不知医，且当公务纷拿，军书旁午，竟不暇及。第展阅一过，了然心目，洵为青囊家不可缺一之书，即卢扁复起，亦不能舍是而别开奥奥。倘于乡陬僻壤，症患奇难，一时罕有良医调剂，备此查考，对症用药，立能起死回生，功效匪浅，慎勿以此编易简而忽诸。

乾隆四十年冬小春月

赐进士出身

钦命四川按察使司按察司加

三级凝台杜玉林撰并书

----

① 乞：原作"丐"，据文义改。

# 目 录

🪷 **卷一**

温热论 ················································ 1

续刻临证指南医案 ······················· 8

🪷 **卷二**

中风 ······················································ 42

补益 ······················································ 43

痨 ·························································· 45

盗汗 ······················································ 45

咳嗽 ······················································ 46

吐血 ······················································ 48

赤白浊 ·················································· 48

蛊 ·························································· 50

痞块 ······················································ 52

膈 ·························································· 55

便闭 ······················································ 57

风寒湿痹 ⋯⋯⋯⋯⋯⋯⋯⋯⋯⋯⋯⋯⋯⋯ 58

针灸 ⋯⋯⋯⋯⋯⋯⋯⋯⋯⋯⋯⋯⋯⋯⋯ 62

黄疸 ⋯⋯⋯⋯⋯⋯⋯⋯⋯⋯⋯⋯⋯⋯⋯ 65

河白 ⋯⋯⋯⋯⋯⋯⋯⋯⋯⋯⋯⋯⋯⋯⋯ 65

中暑霍乱 ⋯⋯⋯⋯⋯⋯⋯⋯⋯⋯⋯⋯⋯⋯ 65

消渴 ⋯⋯⋯⋯⋯⋯⋯⋯⋯⋯⋯⋯⋯⋯⋯ 67

瘟疫 ⋯⋯⋯⋯⋯⋯⋯⋯⋯⋯⋯⋯⋯⋯⋯ 67

痧 ⋯⋯⋯⋯⋯⋯⋯⋯⋯⋯⋯⋯⋯⋯⋯⋯ 68

瘰疬 ⋯⋯⋯⋯⋯⋯⋯⋯⋯⋯⋯⋯⋯⋯⋯ 70

疟 ⋯⋯⋯⋯⋯⋯⋯⋯⋯⋯⋯⋯⋯⋯⋯⋯ 74

泄泻 ⋯⋯⋯⋯⋯⋯⋯⋯⋯⋯⋯⋯⋯⋯⋯ 75

痢 ⋯⋯⋯⋯⋯⋯⋯⋯⋯⋯⋯⋯⋯⋯⋯⋯ 76

脱肛 ⋯⋯⋯⋯⋯⋯⋯⋯⋯⋯⋯⋯⋯⋯⋯ 80

痔漏 ⋯⋯⋯⋯⋯⋯⋯⋯⋯⋯⋯⋯⋯⋯⋯ 81

肠风 ⋯⋯⋯⋯⋯⋯⋯⋯⋯⋯⋯⋯⋯⋯⋯ 85

溺血 ⋯⋯⋯⋯⋯⋯⋯⋯⋯⋯⋯⋯⋯⋯⋯ 87

## 卷三

疝气 ⋯⋯⋯⋯⋯⋯⋯⋯⋯⋯⋯⋯⋯⋯⋯ 88

心口胃脘痛 ⋯⋯⋯⋯⋯⋯⋯⋯⋯⋯⋯⋯ 89

呃逆 ⋯⋯⋯⋯⋯⋯⋯⋯⋯⋯⋯⋯⋯⋯⋯ 91

咳逆 ⋯⋯⋯⋯⋯⋯⋯⋯⋯⋯⋯⋯⋯⋯⋯ 92

耳 ⋯⋯⋯⋯⋯⋯⋯⋯⋯⋯⋯⋯⋯⋯⋯⋯ 92

目 ················································ 94

鼻 ················································ 98

口 ················································ 101

舌 ················································ 102

牙 ················································ 102

咽喉 ············································· 103

痈疽 ············································· 106

疔 ················································ 108

广疮结毒 ······································ 110

下疳 ············································· 113

中毒 ············································· 115

诸疮 ············································· 118

诸丹毒 ········································· 130

无名肿毒 ······································ 131

## 卷四

跌打损伤 ······································ 136

围药 ············································· 146

提药 ············································· 150

降药 ············································· 151

代针点头 ······································ 153

长肉收口 ······································ 154

麻药 ············································· 155

瘤瘿 ································································· 156

诸疯 ································································· 158

癣疥 ································································· 160

汗斑 ································································· 163

雀斑 ································································· 164

疣痣 ································································· 164

## ✿ 小儿门

初生 ································································· 166

雪口 ································································· 166

脐风 ································································· 167

救逆痘 ····························································· 169

急慢惊风 ·························································· 171

砭小儿丹法 ······················································ 180

## ✿ 妇人门

杂症 ································································· 185

# 卷　一

## 温热论

温邪上受，首先犯肺，逆传心胞（按：邪从口鼻而入，故曰上受。但春温，冬时伏寒，藏于少阴，遇春时温气而发，非必上受之邪也。则此所论温邪，乃是温风，温湿之发于春末夏初者也），肺主气属卫，心主血属营，辨营卫气血，虽与伤寒同，若论治法，则与伤寒大异。盖伤寒之邪，留恋在表，然后化热入里，温邪则热变最速，未传心胞，邪尚在肺，肺主气，其合皮毛，故云在表，在表，初用辛凉轻剂，挟风则加入薄荷、牛蒡之属，挟湿加芦根、滑石之流，或透湿于热外，或渗湿于热下，不与热相搏，势必孤矣，不尔，风挟温热而燥生，清窍必干，谓水主之气，不能上荣，两阳相劫也，湿与温合，蒸郁而蒙蔽于上，清窍为之壅塞，浊邪害清也，其病有类伤寒，其验之之法，伤寒多有变症，温热虽久，在一经不移，以此为辨。

前言辛凉散风，甘淡驱湿，若病仍不解，是渐欲入营也。营分受热，则血液受劫，心神不安，夜甚无寐，或斑点隐隐，即撤去气药。如从风热陷入者，用犀角、竹叶之属，如从湿热陷入者，犀角、花露之品，参入凉血清热方中；若加烦躁，大便不通，金汁亦可加入；老年或平素有寒者，以人中黄代之，急急透斑为要；若斑出热不解者，胃津亡也，主以甘寒，重则如玉女煎，轻则如梨皮、蔗浆之类；或其人肾水素亏，虽未及下焦，先自徬徨矣，必验之于舌；如甘寒之中，加入咸寒，务在先安未受邪之地，恐其陷入易易耳。

若其邪始终在气分流连者，可冀其战汗透邪，法宜益胃，令水与汗并，热达腠开，邪从汗出，解后胃气空虚，当肤冷一昼夜，待气还，自温暖如常矣，盖战汗而解，邪退正虚，阳从汗<sup>①</sup>泄，故渐肤冷，未必即成脱症，此时宜令病者安舒静卧，以养阳气来复，

旁人切勿惊惶，频频呼唤，扰其元神，使其烦躁，但诊其脉，若虚软和缓，虽倦卧不语，汗出肤冷，却非脱症，若脉急疾，躁扰不卧，肤冷汗出，便为气脱之症矣，更有邪盛正虚，不能一战而解，停一二日，再战汗而愈者，不可不知。

再论气病有不传血分而邪留三焦，亦如伤寒中少阳病也，彼则和解表里之半，此则分消上下之势，随症变法，如近时杏、朴、苓等类，或如温胆汤之走泄，因其仍在气分，犹可望其战汗之门户，转疟之机括。大凡看法，卫之后方言气，营之后方言血，在卫汗之可也（按：辛凉开肺，便是汗剂，非如伤寒之用麻桂辛温也），到气才可清气，入营犹可透热转气，如犀角、玄参、羚羊等物，入血就恐耗血动血，直须凉血散血，如生地、丹皮、阿胶、赤芍等物，否则，前后不循缓急之法，虑其动手便错，反至慌张矣，且吾吴湿邪害人最广，如面色白者，须要顾其阳气，湿胜则阳微也，法应清凉，然到十分之六七，即不可过于

---

① 汗：原作"寒"，据文义改。

中医非物质文化遗产临床经典读本

寒凉，恐成功反弃，何以故耶？湿热一去，阳亦衰微也。面色苍者，须要顾其津液，清凉到十分之六七，往往热减身寒者，不可就云虚寒而投补剂，恐炉烟虽熄，灰中有火也，须细察精详，方少少与之，慎不可直率而往也。又有酒客里湿素盛，外邪入里，里湿为合，在阳旺之躯，胃湿恒多，在阴盛之体，脾湿亦不少，然其化热则一，热病救阴则易，通阳最难，救阴不在血，而在津与汗，通阳不在温，而在利小便，然较之杂症，则有不同也。

再论三焦不得从外解，必致成里结，里结于何？在阳明胃与肠也，亦须用下法，不可以气血之分，就不可下也。但伤寒热邪在里，劫烁津液，下之宜猛，此多湿邪内搏，下之宜轻，伤寒大便溏，为邪已尽，不可再下，湿温病大便溏，为邪未尽，必大便硬，慎不可再攻也，以屎燥为无湿矣。再人之体，脘在腹上，其地位处于中，按之痛，或自痛，或痞胀，当用苦泄，以其入腹近也，必验之于舌，或黄或浊，可与小陷胸汤或泻心汤，随症治之，或白不燥，或黄白相兼，或灰白不渴，慎不可乱投苦泄，其中有外邪未解，里先结者，或邪郁未伸，或素属中冷者，虽有脘中痞痛，宜从开泄，宣通气滞，以达归于肺，如近俗之杏、蔻、橘、桔等，是轻苦微辛，具流动之品可耳。

再前云舌黄或浊，须要有地之黄（按：论舌黄），若光滑者，乃无形湿热，中已虚象，大忌前法，其脐以上为大腹，或满或胀或痛，此必邪已入里矣，表症必无，或十之存一，亦要验之于舌，或黄甚，或如沉香色，或如灰黄色，或老黄色，或中有断纹，皆当下之，如小承气汤，用槟榔、青皮、枳实、玄明粉、生首乌等，若未现此等舌，不宜用此等法，恐其中有湿聚太阴为满，或寒湿错杂为痛，或气壅为胀，又当以别法治之。再黄苔不甚厚而滑者，热未伤津，犹可清热透表。若虽薄而干者，邪虽去而津受伤也，苦重之药当禁，宜甘寒轻剂可也。

再论其热传营，舌色必绛（按：论舌绛），绛，深红色也，初传，绛色中兼黄白色，此气分之邪未尽也，泄卫透营，两和可也，纯绛鲜泽者，胞络受病也，宜犀角、鲜生地、连翘、郁金、石菖蒲等；延之数日，或平素心虚有痰，外热一陷，里络就闭，非菖蒲、郁金等所能开，须用牛黄丸、至宝丹之类以开其闭，恐其昏厥为痉也。

再色绛而舌中心干者，乃心胃火燔，劫烁津液，即黄连、石膏亦可加入；若烦渴烦热，舌心干，四边色红，中心或黄或白者，此非血分也，乃上焦气热烁津，急用凉膈散，散其无形之热，再看其后，转变可也，慎勿用血药，以滋腻难散，至舌绛望之若干，手扪之原有津液，此津亏湿热熏蒸，将成浊痰，蒙闭心胞也。

再有热传营血，其人素有瘀伤宿血在胸膈中，挟热而搏，其舌色必紫而暗，扪之湿，当加入散血之品，如琥珀、丹参、桃仁、丹皮等，不尔，瘀血与热为伍，阻遏正气，遂变如狂发狂之症。若紫而肿大者，乃酒毒冲心；若紫而干晦者，肾肝色泛也，难治；舌色绛而上有黏腻，似苔非苔者，中挟秽浊之气，急加芳香逐之；舌绛欲伸出口，而抵齿难骤伸者，痰阻舌根，有内风也；舌绛而光亮，胃阴亡也，急用甘凉濡润之品；若舌绛而干燥者，火邪劫营，凉血清火为要；舌绛而有碎点白黄者，当生疳也；大红点者，热毒乘心也，用黄连金汁；其有虽绛而不鲜，干枯而痿者，此肾阴涸，急以阿胶、鸡子黄、地黄、天冬等救之，缓则恐涸极而无救也；其有舌独中心绛干者，此胃热，心营受灼也，当于清胃方中加入清心之品，否则延及于尖，为津干火盛也；舌尖绛独干，此心火上炎，用导赤散泻其腑。

再舌苔[1]白厚而干燥者，此胃燥气伤也（按：论舌苔），滋肾药中加甘草，令甘守津还之意，舌白而薄者，外感风寒也，当疏散之；若白干薄者，肺津伤也，如麦冬、花露、芦根汁等轻清之品，为上者上之也；若白苔绛底者，湿遏热伏也，当先泄湿透热，防其就干也，勿忧之，再从里透于外，则变润矣；初病舌就干，神不昏者，急养正，微加透邪之药；若神已昏，此内匮矣，不可救药；又不拘何色，舌上生芒刺者，皆是上焦热极也，当用青布拭冷薄荷水揩之，即去者轻，旋即生者险矣；舌苔不燥，自觉闷极者，属脾湿盛也；或有伤痕血迹者，必问曾经搔挖否，不可以有血而便为枯症，仍从湿治可也；再有神情清爽，舌胀大不能出口者，此脾湿胃热，郁极化风，而毒延口也，用大黄磨入当用剂内，则舌胀自消矣。

再舌上白苔黏腻，吐出浊厚涎沫者，口必甜味也，为脾瘅病，乃湿热气聚，与谷气相搏，土有余也，盈满则上泛，当用醒头草芳香辛散以逐之，则退。若舌上苔如碱者，胃中宿滞，挟浊秽郁伏，当急急开泄，否则闭结中焦，不能从募原达出矣。

若舌无苔而有如烟煤隐隐者，不渴肢寒，知挟阴病（按：舌有烟煤），如口渴烦热，平时胃燥舌也，不可攻之，若燥者甘寒益胃，若润者甘温扶中，此何故？外露而里无也。

若舌黑而滑者，水来克火为阴症，当温之（按：论舌黑），若见短缩，此肾气竭也，为难治，欲救之，加人参、五味子，勉希万一。舌黑而干者，津枯火炽，急急泻南补北，若燥而中心厚痞者，土燥水竭，急以咸苦下之。

---

① 苔：原作"胎"，据文义改。

舌淡红无色者（按：论舌淡红无色），或干而色不荣者，当是胃津伤而气不化液也，当用炙甘草汤，不可用寒凉药。

若舌白如粉而滑（按：论舌白如粉），四边色紫绛者，温疫病初入募原，未归胃腑，急急透解，莫待传陷而入为险恶之病，且见此舌者，病必见凶，须要小心。凡斑疹初见，须用纸捻①照看，胸背两胁，点大而在皮肤之上者为斑，或云头隐隐，或琐碎小粒者为疹，又宜见而不宜见多，按方书谓斑色红者属胃热，紫者热极，黑者胃烂，然亦必看外症所合，方可断之。然而春夏之间，湿病俱发，疹为甚，且其色要辨，如淡红色，四肢清，口不甚渴，脉不洪数，非虚斑即阴斑；或胸微见数点，面赤足冷，或下利清谷，此阴盛格阳于上而见，当温之；若斑色紫，小点者，心包热也，点大而紫，胃中热也；黑斑而光亮者，热胜毒盛，虽属不治，若其人气血充者，或依法治之，尚可救，若黑而晦者，必死；若黑而隐隐，四旁赤色，火郁内伏，大用清凉透发，间有转红成可救者；若夹斑带疹，皆是邪之不一，各随其部而泄，然斑属血者恒多，疹属气者不少，斑疹皆是邪气外露之象，发出宜神情清爽，为外解里和之意；如斑疹出而昏者，正不胜邪，内陷为患，或胃津内涸之故。

再有一种白痦（按：论白痦），小粒如水晶色者，此湿热伤肺，邪虽出而气液枯也，必得甘药补之，或未至久延，伤及气液，乃湿郁卫分，汗出不彻之故，当理气分之邪，或白如枯骨者多凶，为气液竭也。

再温热之病，看舌之后，亦须验齿（按：论齿），齿为肾之余，龈为胃之络，热邪不燥胃津，必耗肾液，且二经之血，皆

———————————

① 捻：原作"燃"，据文义改。

走其地，病深动血，结瓣于上，阳血者色必紫，紫如干漆；阴血者色必黄，黄如酱瓣，阳血若见，安胃为主；阴血若见，救肾为要，然豆瓣色者多险，若症还不逆者，尚可治，否则难治矣，何以故耶？盖阴下竭，阳上厥也。

齿若光燥如石者，胃热甚也，若无汗恶寒，卫偏胜也，辛凉泄胃，透汗为要，若如枯骨色者，肾液枯也，为难治；若上半截润，水不上承，心火炎上也，急急清心救水，俟枯处转润为妥；若咬牙啮齿者，湿热化风痉病，但咬牙者，胃热气走其络也，若咬牙而脉症皆衰者，胃虚无谷以内荣，亦咬牙也，何以故耶？虚则喜实也，舌本不缩而硬，而牙关咬定难开者，此非风痰阻络，即欲作痉症，用酸物擦之即开，酸走筋，木来泄土故也。

若齿垢如灰糕样者，胃气无权，津亡，湿浊用事，多死，而初病齿缝流清血痛者，胃火冲激也，不痛者，龙火内燔也，齿焦无垢者死，齿焦有垢者，肾热劫胃①也，当微下之，或玉女煎清胃救肾可也。

再妇人病温，与男子同，但多胎前产后，以及经水适来适断（按：论妇女温热病），大凡胎前病，古人皆以四物加减用之，谓护胎为要，恐来害妊，如热极，用井底泥蓝布浸冷，覆盖腹上等，皆是保护之意，但亦要看其邪之可解处，用血腻之药不灵，又当审察，不可认板法，然须步步保护胎元，恐损正邪陷也。至于产后之法，按方书谓慎用苦寒药，恐伤其已亡之阴也，然亦要辨其邪，能从上中解者，稍从症用之，亦无妨也，不过勿犯下焦，且属虚体，当如虚怯人病邪而治，总之毋犯实实虚

---

① 肾热劫胃：原作"肾热胃劫"，据文义改。

虚之禁，况产后当血气沸腾之候，最多空窦，邪势必乘虚内陷，虚处受邪，为难治也。如经水适来适断，邪将陷血室，少阳（伤寒）言之详悉，不必多赘，但数动与正伤寒不同，仲景立小柴胡汤，提出所陷热邪，参、枣扶胃气，以冲脉隶属阳明也，此与虚者为合治；若邪热陷入，与血相结者，当宗陶氏小柴胡汤去参、枣，加生地、桃仁、楂肉、丹皮或犀角等；若本经血结自甚，必少腹满痛，轻者刺期门，重者小柴胡汤去甘药，加延胡、归尾、桃仁，挟寒加肉桂心，气滞者加香附、陈皮、枳壳等，然热陷血室之症，多有谵语如狂之象，防是阳明胃实，当辨之。血结者，身体必重，非若阳明之轻旋便捷者，何以故耶？阴主重浊，络脉被阻，侧旁气痹，连胸背皆拘束不遂，故去邪通络，正合其病，往往延久，上逆心包，胸中痛，即陶氏所谓血结胸也，王海藏出一桂枝红花汤加海蛤、桃仁，原为表里上下一齐尽解之理。看此方大有巧手，故录出以备学者之用。

## 续刻临证指南医案

曹（四六），述去冬因恼怒时食厚味，遂致不饥，嗳气脘痹，食物不下（按：论脾胃，脾寒呕），视舌上布苔如粉，不渴饮，大便通调。议从太阴脾阳，为寒痰浊气凝遏，辛①温定法。

厚朴　草果仁　姜汁　荜茇　生益智仁　广皮白

又，前因阳结浊聚，舌苔白厚，不渴饮，用芳香辛温得效，近日食物不慎，水谷气凝，清阳再窒为呕，舌苔②犹未净，便下白腻如冻，腑阳亦衰。

---

① 辛：底本缺，疑是"辛"，据文义改。
② 苔：原作"胎"，据文义改。

公丁香柄　荜茇　茯苓　生益智仁　厚朴　生干姜

胡（二六），疾走作劳，身前胁腹闪气上下串痛，交正月，寒战气冲，呼吸皆阻，腹胀，脐上横梗，有形作痛，自痢已两月（按：木乘土，呕痢），思劳必伤阳，春令病加，是木旺侮土，中阳困惫，浊气充塞，正气全伤，大肉尽削，述食入逾时，必加呕噫，后天生化之源大困，议急理中土之阳。

人参　茯苓　公丁香柄　川椒　乌梅肉　炒黄干姜

潘（四二），中年脉垂入尺泽，按之缓濡，腰椎酸痛，形体即欲伛偻，旬余大便必下血（按：便血，督、肾虚寒），此少壮不慎，肾真先夺，督脉不司固束，议用青囊斑龙丸。

高（七一），老年逆气右升，脘阻妨食，涎沫上涌，此属反胃（按：反胃肠结），夫阳气结闭，为无形之伤，前药小效，未几反复①，以老人生阳不至耳。

人参　生淡干姜　炒黑附子　猪胆汁

沈（十七），兀坐目注针黹，少阳气火上升，阳明气血因热怫逆，遂有结瘿瘰疬之累（按：疮疡瘰疬），前医不明解郁两和肝胃之治，致病日加增。今每日寒热，心躁若裂，经水较前已少，须虑热炽血干。且纳谷大减，难投重剂清寒。

生鳖甲　牡丹皮　川贝母　香附　谷芽　夏枯草花

杨（二七），食入即饥，心空易惊，经水或歇或至，病起产后，逾年不复，自述多食生冷。据理肝阴久损，不宜骤用温补。

人参　茯神　炙草　黄精　龙骨　金箔

顾，腹痛，气上下行动即缓（按：腹痛气滞），从腑阳治。

人参　生谷芽　茯苓　煨姜　新会皮　砂仁壳

---

① 复：原作"覆"，据文义改。

李（三八），哮喘久发，小溲频利，此肾虚气不收纳，痰饮从气而上（按：哮，肾气不纳），初病本属外邪，然数年混处，邪附脏腑之外廓，散逐焉得中病；宿哮不发时，用肾气丸三钱，喘哮坐不得卧，议用开太阳之里，小青龙汤去麻、辛。

唐（三五），病是劳伤阳气，阳衰不主流行，清浊升降不得自如，是为虚痞之结（按：痞中伤阳），《内经》谓"劳者温之"，此温字乃温养之称，若吴萸大热开泄，仍是攻克，与劳伤原气相反。

苓桂术甘汤。

贾（二一），痰血频发七八次（按：吐血，中阳不运），形寒妨食，无治痰嗽之理，急扶后天生气，望其知味进谷。

戊己①汤。

钱（十八），冲年阴精走泄，阳无依倚，血随气升，色紫成块（按：吐血，阴虚阳升），此血出于肝络，法当镇补。

人参　炒黑枣仁　炒白芍　炙草　青花龙骨　金箔

姚（二一），述四月患蛾喉痹（按：咽喉湿邪伤阴），必系温热犯上，温不尽解，留邪化热，肺津劫烁，喉燥痒呛，防有气损热炽失血之累，甘寒润剂，不致伤胃。

绿豆壳　麦冬　生甘草　连翘　南花粉　金银花　蔗浆半杯
又，浮热上炎，精走泄于下，致阴液阳精不肯上供。望色萎瘦，纳食不旺，摄阴恐妨胃口，况初夏曾患喉症，大暑热泄，阴难生复。先议水陆二仙丹，摄固精关。

人参　秋石　茨实

金樱子膏丸。

---

① "己"：原作"巳"，据文义改。

顾（四三），操持无有不动心神，心阳上引，相火交升，燔灼营液，舌为心苗，遂起痱瘰（按：舌营阴虚。）病由情志不适，非汤药直清直降可治，议天王补心丹，制伏跷阳道路，营液得以升降自如，然必心境怡悦，方能却病。

天王补心丹。

李（四三），长夏时令温热，内阻气分，宗《内经》"湿淫于内（按：湿，暑湿），治以淡渗，佐以苦温"。

飞滑石　川通草　淡竹叶　杏仁　厚朴

茹（三五），向来无病，因服地黄丸，反左胁腰中脐旁，气攻作痛，间有遗精，目暗虚花，或起浮翳，据述用细辛、桂枝翳退，遂加头痛，此体质阳虚，误用阴寒腻浊所致（按：头痛，肝肾阳浮），夫肝主疏泄，肾主藏固，肝宜凉，肾宜温，纳肾佐以通肝温下，仍佐肾阴，以制木火，是为复方。

当归　小茴　补骨脂　胡桃肉　茯苓　穿山甲　炒黄柏　青盐

林（十八），色苍形瘦，禀质阴虚火亢，津液不充，喜冷饮（按：虚劳，暑热伤阴），夏季热蒸，须培生气，顺天时以调理。

麦冬　知母　川贝　地骨皮　丹皮　绿豆皮

项（二八），心热颠空，交寅卯带下，向来阴不足，少阳阳动，中虚食减（按：淋带，阴虚），静养至秋凉，可望阴充。

人参　柏子仁　丹参　天冬　茯苓　建莲　龙骨　白薇

曹（十四），笑则痫厥病发，昼少夜多（按：痫，肝火），思二月起病，春木正旺，内应厥阴肝脏木火，乃阳极之化，其来迅速，由内而升，神明遂乱，口吐涎沫，四肢寒冷，肝病何疑，由春病及长夏，醒则如无，纳食如昔，法以纯苦直泄厥阴跷阳。

芦荟　青黛　龙胆草　川楝子　黑山栀　白芍　青皮　归尾　猪胆汁

又，前方用纯苦直清肝胆，初服即泻，病久阴分已虚，议理阴和阳，入酸以约束之。

生鸡子黄　阿胶　川连　黄柏　生白芍　米醋

徐（二六），胃减，痰血频发，上年误服玄参、山栀，致便溏泻，此受苦滑寒凉之累（按：吐血，中阳虚）。

人参建中汤。

邹（五三），酒客食管窄隘，向有脘痛，今多食即反胃，气阻日久，必致瘀凝（按：噎膈反胃，气滞血瘀），食物宜淡薄，以上中二焦宜通气血治。

桃仁　蒲黄　降香末　苏梗　香附　橘红

程（六三），形瘦肌削，禀质偏热，夏秋病甚，是阴亏不耐暑热发泄之气耳（按：痰，阴虚阳浮），霜降收肃令行，浮阳潜伏，阴得自守，病觉稍退，述食辛辣，热燥不安，其脏阴五液，为阳蒸变痰，非如痰饮可用阳药温通者。

人参　萸肉　川石斛　磁石　淡秋石　胡桃肉　女贞子　旱莲草

和痰血，上午偏多，气分热炽（按：吐血，气分热）。

金石斛　川贝母　桑叶　南花粉　大沙参　知母

单（七岁），为母丧悲泣，淹淹不食，面黄唇淡，情志不适，生阳郁窒（按：郁心脾），《内经》谓"思为心疾，郁必伤脾"。病属无形，非伤食恶食之比，稚年调理后天脾胃为要，佐以开益心气。

人参　茯苓　炙甘草　淮小麦　益智仁　石菖蒲

于，驰骑习武，百脉震动，动则络逆为痛，血沸出口（按：

吐血劳伤气逆），纳食起居，无异平日，非虚损也，凡气为血帅，气顺血自循经，不必因血用沉降重药。

枇杷叶　炒苏子　生苡仁　金石斛　炒桃仁　降香末

王（四六），望五年岁，真阳已衰。纳食逾二三日，反胃涌吐，仍有不化之形，痰涎浊水俱出，大便渐秘，此关格大症，阴枯阳结使然（按：噎膈，反胃，关格）。

人参　半夏　茯苓　泡淡吴萸　生淡干姜

夜另服半硫丸一钱五分。

蒋（三五），晨泻数年，跗肿足冷。长夏土旺初交，知饥痞闷妨食。述两三次半产不育，下焦气撒不固，任督交空（按：产后下焦阴阳并虚），本病当以肝肾奇脉设法，今议先以胃药，以近日雨后，暑湿乘隙侵犯耳。

人参　茯苓　益智仁　砂仁壳　炒扁豆　木瓜

又，连年半产不育，瘕泄，足跗浮肿，前用养胃和肝，非治本病，因暑湿伤而设，议固下焦之阴，益中宫之阳。

人参　禹粮石　紫石英　五味子　菟丝饼　砂仁

用蒸饼为丸。

邢，暴怒伤肝，白带下注，继而间血（按：淋带，阴伤络热），人身冲、任、督、带诸脉，皆丽身半已下，医用上、中二焦疲药，焉能图幸，自言月事来而漏带息，初起必少腹腰痛，此内热，是血络阴液损伤耳，性嗜酒，酒力先入肝胆，急当禁止，议固脉以摄下。

炒枸杞　炒黑当归　白薇　桑螵蛸壳　青花龙骨　生紫石英

煎药送震灵丹。

陆（二一），腰冷，膝骨酸软，淋浊，溺后茎中空痛（按：虚劳，阳虚），少年未婚，此是勉强劳伤精关，且卧床必要垫实腰膂，虚象大著，交冬病加，间食少胃弱，非地黄腻滞，知柏泻阳可投。

菟丝子　覆盆子　芡实　沙苑　家韭子　补骨脂　舶茴香　金樱子

线鱼胶丸[1]。

王（二六），过用心思，营气日漓，心悸眩晕，遗精，腰膝下部畏冷，阴阳造偏，心肾交损（按：遗精，劳心损神），议镇怯，佐以固摄温纳。

桑螵蛸　人参　茯神　青花龙骨　金箔　锁阳

蜜丸。

颜，病已半年，夜寐易醒，汗泄，自觉元海震动，腹鸣晨泻。年岁望六，不仅经常[2]烦劳伤阳，肾真亦渐散越（按：泄泻，肾阳衰），仍议固下一法。

人参　赤石脂　禹余粮　五味子　泡淡干姜

徐（三九），月事将至，尻骨脊椎酸痛，此督脉循行之位，况经水之下，必由冲脉，产育频多，奇脉失固（按：调经，奇脉，阳虚），议治阴中之阳。

鹿茸　人参　归身　炒黑小茴　茯苓　川斛

唐（二一），经来一日，偶食冷物，经水即止，遂痞闷不食，乳旁坚肿痛胀，此是肝气郁结（按：调经，肝胃不和），盖经水由冲脉而下，冲隶阳明，胃中受冷，而冲脉血凝，理从肝胃同治。

青橘叶　香附汁　漏芦　蒲公英　厚朴　杏仁

---

[1]　线鱼胶丸：线鱼，六线鱼，俗称黄鱼，分布于太平洋北部浅海，我国黄海、渤海沿海有一定产量，其中辽宁省沿海产量较多。以此鱼打成胶状物，和药以成丸。

[2]　常：原作"营"，据文义改。下同。

徐（二八），产后未经旬，长途驱驰以劳形神，归值母丧，悲哀哭泣，伤及情志（按：产后阴伤神怯），述肉瞤，易惊恐少寐。产伤阴分起见，肌肉悉热如焚，乃阴不摄阳。

熟地炭　萸肉　龙骨　茯神　淮小麦　南枣肉

何（三十），述无病时形瘦[1]，病发时形充。古称入水之物，无物不长。阴寒袭入右肢，肉瞤筋惕而痛，指不屈伸（按：痹，寒湿），法当通痹塞，以逐留着。

川乌一两，炮黑　全蝎一两，炙焦　蜂房五钱，炙焦　自然铜五钱，煅　麝香五分

炒热大黑豆，淋酒汁为丸，每服一钱，陈酒下。

汪，肺热膈消热灼，迅速如火，脏真之阴月削（按：三消肺热），先议清肺，以平气火，法当苦降以轻，咸补以重，继此再商滋养血液。

枯黄芩煎汤　溶入阿胶二钱

孙（三三），行走闪挫，左腿肢筋弛无力，乱药杂投，五六年不愈，延及精血内损，不司束筋充骨矣（按：痿，精血损），犹幸年壮，冀其生真续旺，药用平补，然必绝恣戒劳，庶克臻效。

虎潜去锁阳，加苁蓉，精羊肉胶丸。

施（二六），阴寒已入阴股，道路深远，汤药过胃，其力已薄，邪锢仍在（按：痹，寒湿），议用许学士法。

蠲痛丹，每服一钱二分。

赵，纳食不充肌肤，阳伤背痛，阴囊冰[2]冷，经常作劳，劳则气乏（按：虚劳，劳伤中阳），经言劳者温之，甘温益气以养之。

---

① 瘦：底本缺，疑作"瘦"，据文义改。

② 冰：原作"水"，据文义改。

归芪建中汤。

陈（五五），操劳动怒，耳鸣巅胀，晕眩肢麻，内起火风，皆厥阳之化（按：肝风下虚不循），中年以后，男子下元先虚，虑其仆中，议填镇固摄以实下，合乎上病治下之旨。

熟地　玄武板①　灵磁石　五味子　山萸肉　炒杞子　天冬　牛膝　青盐

程（二八），摽梅逾期，病由情志郁伤，庸医不究病因，朝暮更方，病延日久，《内经》谓二阳之病发心脾，盖思伤心，郁伤脾，二脏有病，不司统血，笄年莫重于经水通调，今经闭半载，呕吐清涎，腹痛泄泻，心热皮寒，显是木郁乘土②（按：郁木乘土），胃口渐败，生气曷振，病成干血劳怯，考古通经等丸，难施于胃惫乏谷之体，姑议安胃和肝，俟秋深时再议。

人参　白芍　川楝子　生淡干姜　川连　乌梅　粗桂枝炒焦归身

董（二四），风温湿上受，痹阻气分，上则咳呛不得卧息，下则溺少便溏（按：湿兼风温），夫肺主一身之气化，邪壅则升降不得自如，仿经旨湿淫于内，主以淡渗，佐以苦温为治。

飞滑石　茯苓皮　白蔻仁　竹叶　厚朴　杏仁　芦根

陈（四二），烦劳，气火多升少降，喉中梗阻，痰出噫气（按：痰，气火不降），凡酒肉皆助热，痰凝气分，上焦痹塞。

枇杷叶　瓜蒌皮　降香末　杜苏子　黑栀皮　苡仁

---

① 玄武板：玄武是一种由龟和蛇组合成的一种灵物，玄武的本意是玄冥，武、冥古音相通。玄冥起初是对龟卜的形容，龟卜就是请龟到冥间去诣问祖先，将答案带回来，以卜兆的形式显给世人，因此，最早的玄武就是乌龟。玄武版疑是玄武板，既是龟板。

② 土：原作"吐"，据文义改。

宋（二四），精壮年岁，面色萎浮，气冲逆，必心悸眩晕，问足跗易冷，间有遗泄，此皆烦劳办事，心阳过用，暗吸肾阴，下元日虚，虚风挟阳，旋动不息，全是内损之病（按：虚劳，阴虚阳浮），治法取质味凝厚以填之，甘酸以缓之，重以镇怯，补以理虚，方是培本寻源之治。

熟地四两　黄肉二两　锁阳二两，炙　茯神四两　五味一两半　龟甲心二两　秋石一两　青龙骨二两，生研　金樱膏二两　芡实四两　蜜丸。

夏（三十），阴筋曰宗筋，肝主之，冷则筋缩，热则弛长，少壮茎痿，起于长夏，天气已热，地中湿蒸（按：阳痿湿热），《内经》病机一十九条例，谓因湿者，"大筋软短，小筋弛长，软短为拘，弛长为痿。"此虽统论痿症而言，非指茎痿立论，然理亦相通，今逾年不愈，大暑时令，诊得脉象非下焦阳衰，两目红赤，想经营烦冗之劳，阳气交集于上，与暑热内迫，加以水谷之湿，湿蕴化热，而烁筋致痿矣，法当苦以坚阴，燥以胜湿，介以潜阳，湿去热清，自有愈期。

生虎骨　熟地　苍术　黄柏　茯苓　龟板　石决明　天冬

钟（四五），未及五旬，肉消食减，此未老已衰。身动喘急，足跗至晚必肿，皆是肾真不司收摄纳气，根本先拨（按：虚劳，肾虚不摄），草木微功，难以恢复。

坎气　人乳粉　五味子　胡桃肉

蜜丸，人参汤送下。

王（三三），烦劳曲运神思，形与神交伤，阳气旋动，络血何以宁静（按：吐血，劳伤心神），甘以缓热，补以益虚，必佐宁神镇怯，以摄之固之。

人参　柏子霜　炒枸杞　焦归身　桂圆肉　炙甘草　龙

骨　茯神　金箔

单，因闪挫胁痛，久则呛血、络血，气热内迫，新血瘀逆（按：胁痛络热，呛血）。

鲜生地　藕节　生桃仁　新绛

宋，暑热入营，舌绛烦渴，形脉皆不足，怕邪陷神昏（按：暑，营热）。

犀角尖　南花粉　连翘心　益元散　淡竹叶　细叶菖蒲汁

程（二五），男子思念未遂，阴火内燔，五液日夺，孤阳升腾，熏蒸上窍，已失交泰之义，此非外来之症（按：虚劳，阴虚），凡阴精残惫，务在胃旺纳谷生阴，今咽喉鼻耳诸窍，久遭阴火之迫，寒凉清解，仅调六气中之火，而脏真阴火，乃闪电迅速莫遏，清寒必不却病，良由精血内空，草木药饵，不能生精充液耳。

细生地　清阿胶　猪脊筋　天冬　川石斛

姜（二四），久患胸右有形，形瘦，畏风怕冷，卧则咳呛痰沫（按：痰饮，中阳虚），凡治痰饮，须辨饮食，食少已极，议治中宫之阳。

苓桂术甘汤。

徐，狐疝气坠（按：疝，肝肾虚寒）。

鹿茸　大茴　当归　沙苑　干苁蓉　生姜　肉桂

羊肉丸。

徐（十七），经水未来，春末夏初痰血，形瘦耳鸣，食过如饥，饥不纳食，肝阴不生，热自内灼，渐成干血劳症，必要经来可愈（按：调经，阴虚热灼），但女工针黹，凝眸谛视，即动阳升火，此大忌。

细生地　天冬　柏子仁　丹参　泽兰　知母

曹，辛温芳香，开气舒郁，呕出血饼，呕吐顿减（按：郁气而血凝），盖气阻血凝，堵塞脘中升降之路而痛，自服药以来，微微欲饮，而大便结燥，知不专于辛温[①]矣。

青葱　桃仁　归尾　麻仁　郁李仁　冬葵子

又，瘀尽，嗳气间呕，此陈腐[②]未扫，乃无形之聚，用辛芳凉滑治之。

鲜省头草（五钱）滚水泡汤，和入竹沥（五钱），分作三次服。

孙（二八），绕腰近脐，久痛若空，秋深届冬，四肢不暖，此由幼年精未充旺早泄，既损难[③]复，八脉失司，是阴伤及阳（按：虚劳，奇脉，阳虚腰痛），药须达及奇经[④]，可冀渐效。

鹿茸　淡苁蓉　巴戟　当归　茯苓　虎膝骨　牛膝　大茴
羊肉胶丸。

吴（二四），精浊已久，行步无力，食冷，口吐酸水，阳气微弱（按：淋浊，脾肾阳衰），治在脾肾。

益智仁　家韭子　覆盆子　胡芦巴　远志　小茴　菟丝子
金樱膏丸。

王（四五），阳结于上，阴泄于下，晨泄多因肾虚（按：泄泻，肾虚），阴伤及阳，胃口自愆，舌畏辛辣，不受桂附之猛烈，虚肿虚胀，先宜固剂。

人参　禹余粮　赤石脂　五味子　砂仁末

周（三七），精遗越日，阴火忽冲，神乱，肉瞤筋惕（按：遗精，阴虚阳浮），此阴不恋阳，以补虚镇摄收敛，幸年壮胃口不

---

① 温：底本缺，疑作"温"，据文义改。
② 温：底本缺，疑作"温"，据文义改。
③ 难：底本缺，疑作"难"，据文义改。
④ 经：底本缺，疑作"经"，据文义改。

败，可以全愈。

熟地　萸肉　五味　龙骨　湖莲　茯神　远志

邵（六八），望七男子，下元必虚，操持萦思，阳坠入阴，精腐即化紫黑之色，宿者出窍，新复瘀结，溺出不痛，非久积宿腐（按：淋浊，阴火），据述常饮火酒，酒毒辛热，必先入肝，肾虚宜温补，肝宜清凉，阅方用归脾汤，且非严氏法，杂凑成方，焉能治此大症。

细生地　清阿胶　黑稆豆皮　赤芍　丹皮

童便一杯冲入。

周（五十），阳维脉循行外踝，遇劳形办事，环跳跗骨酸麻而痛（按：痿，精血虚），丹溪云："麻为气虚"，盖年力已衰，不得安养怡悦，《痿论》云："意伤肢欲废矣"，且痛处肉消形瘦，无肿赤之象，此气血不布，涵濡筋骨，不足之症比比然。

生精羊肉　虎胫骨　肉苁蓉　枸杞子　沙苑　巴戟肉　牛膝　当归　川石斛

翁（四四），少腹有形，左胁膜胀，内发必肌肉麻木，呕吐痰沫不爽，此属肝厥（按：痉厥，肝郁），由乎怀抱抑郁，不得条达，数载病不肯愈者为此。

淡吴萸　川楝子　生香附　南山楂①　青橘叶　牡蛎

何（二二），壮年脉芤少神，色痿肉瘦，食进不充形骸，不耐烦劳，乃内损也（按：虚劳，阴阳两虚），节欲养精，安神养气，药用血肉有情，气血兼补，年少望其生振。

河车　人参　熟地　五味　山药　茯神　莲肉　芡实

朱（六十），吸受暑热异气，入表中之里，为淋痛溺赤（按：

---

① 楂：原作"查"，当作"楂"。下文径改，不出注。

暑，膀胱热闭），形肥，素有痰湿，议通太阳。

桂枝　木猪苓　茯苓　萆薢　海金沙　寒水石

郑（五九），夏至阴生，忽然口喎颊斜，耳窍无闻，此非外来之邪，皆由男子望六，下元已空，下虚则上实，水亏风内起（按：中风，水亏风动），凡肾以温为养，肝宜凉乃平，温养肾精，必佐凉肝，水中有真阳内蓄，是为命根，盖肝胆相火内寄，性恶热燥，用七方中之复方。

熟地　磁石　龟板　丹皮　五味　天冬　枸杞　苁蓉　菊花炭　川斛

方（七七），高年宿疝不愈，入夏阴囊足跗胀①大，乃阴脏之真渐竭，腑中阳气不行，一派浊阴迷漫（按：疝，阳气窒），述二便皆不通爽，明知老弱久虚，然呆补必助浊壅塞，议通阳一法。

白通汤去葱白。

周（五一），正视一物见二，眽视则否（按：目，肝虚），凡积劳气泄阳伤，当夏热气再大泄，虽曰肝窍开目，实脏真精华会聚之处，当甘缓理虚，酸收其散，大忌苦降辛开。

桂圆肉　枸杞子　炙黑甘草　五味子　山萸肉　菊花炭

俞（五一），久嗽失音，饮食仍进，自觉淹淹无力，此是内伤劳倦（按：肺痿劳伤），夏月泄利，是暑湿气感，不在本病之例，食减肉消，治嗽无益，以肺痿论。

白及　生黄芪　炙甘草　苡仁　黄精

周（二一），蓐劳，下元先空，咳音不转，必致呕吐，是冲脉虚，气逆上攻，熏蒸肺脏（按：产后蓐劳），延及不饥减食，腹痛便溏，乃清内热泄肺医嗽之误。

① 胀：原作"腹"，据文义加。下文径改，不出注。

炒当归　生白芍　炙草　南枣肉

吴（五二），平昔饮酒，夏令再受地湿之感，内外湿邪伤阳，阻遏气机流行，遂致一身尽肿。针刺出水，稍瘪复肿，皆由阳气已衰，水湿无以分逐（按：湿，湿伤阳气），苟非气雄通阳，阴凝何以走泄，所服八味汤，仅温煦肾阳，与阳维不合。

川乌　附子　生白术　茯苓　木香　黑豆皮

曹（三八），阴火喉痹（按：咽喉阴火）。

滋肾丸。

李（四四），劳必疝坠，按之有声而解，是虚而气乘，非因寒也（按：疝，精血虚），阅所服之药，半属辛热，不知质偏精血内空，法当摄固，不必偏热偏寒。

熟地　茯神　炒远志　线鱼胶　柏子仁　五味子　紫胡桃肉　沙苑子

管（六七），少腹有形，六七年渐加胀满，述临暮纳食，夜必腹鸣瘕泄，盖老年坎阳日衰，坤土不运，浊阴下聚，凡冷滞肥腻食物宜忌，勿预家务，怡悦情怀，以为却病之计，若徒恃医药，非养①生之法矣。

人参　菟丝子　胡芦巴　茯苓　舶茴香　上肉桂　补骨脂　砂仁　金铃子

肉果、山药糊捣丸。

吴（十七），胁中刺痛，血逆，心中漾漾随嗽吐出，兼有呕恶腹痛（按：吐血，郁），此笄年情志郁勃，阳气多升，络血逆行，经水不下，恐延干血重症。

山楂　桃仁　柏子仁　丹皮　延胡　益母草

---

① 养：原作"义"，据文义改。

张（二十），暑入心胞，烦热多惊，舌苔黄而不渴（按：暑热伤心胞）。

连翘　犀角尖　益元散　大竹叶　石菖蒲　川贝

周（二四），先天禀薄，壮盛精气不足，形神劳动，阳乃浮越（按：暑热伤心胞），精血皆有形，非旦夕可生，培养无形元气，可生有形之精血，勿诵读烦心，勿摇精动肾，静养百日，壮年可以生复。

两仪煎。

孔（四六），头风伤目，是内起之风。屡投发散清凉，药不对症，先伤胃口（按：目，凉散伤胃），仿《内经》辛苦急食甘以缓之。

枸杞子　桂圆肉　茯苓　炒熟半夏

杨（四一），肝风化热犯胃，恶心痞闷，食入作胀，口渴，议养胃制肝（按：肝风犯胃）。

人参　金石斛　乌梅肉　麦冬　新会皮

施，坐不得卧，胸满气喘，暑风湿气漫处三焦（按：暑湿蕴三焦），太阳膀胱不开，邪郁生热，气痹生肿，先议开三焦气分之窒。

杏仁　白蔻仁　滑石　寒水石　猪苓　广皮　厚朴　茯苓皮

王（六一），拮据劳形，操持劳神，男子向老，下元精血先亏，阳失交护，浮越上冒，致耳目清空诸窍不爽（按：虚劳、烦劳阳升）。凡下虚者必上实，此非风火，火由阴不配阳使然。

虎潜丸。

李（十九），肌柔色白，形气不足，当知识年岁，龙雷突起无制，干呛咳逆，情萌不遂，有梦遗精，见热理嗽清热，胃减堕入虚劳（按：遗精，阴火动），能知命静养，冀其渐次充复。

三才汤加莲肉、芡实、茯神、柏子仁。

姜（五八），痢已八月，久痢自必伤肾，下失收纳（按：痢，肾虚），据述泄气粪通稍爽，非寒腻固涩所宜，用景岳理阴煎。

唐（二十），阳浮汗泄，衄血，皆下焦真阴不充（按：衄，肝肾阴虚），适值乘龙之喜，与病相悖，议填实下元之阴，制伏浮阳。

熟地　黄肉　五味　女贞子　旱莲草　茯神　秋石　黑壳建莲

蜜丸。

王（三九），疟邪流入肝络，茎举，寐中梦扰，热逼筋骨，液伤酸痛，正虚邪伏，滋养不效（按：疟[1]，邪陷厥阴）。

生鳖甲　生地　胡黄连　丹皮　黑山栀　青黛

计（四一），酒客内有湿热，疡脓初愈，精神未复（按：湿，湿热），小暑泛潮，外湿与内湿并合，致伤脾胃之络，便血继以吐血，久延肉消神倦，然脉络之湿蒸热蕴仍在，此病邪为本，虚为标，非补涩药所宜。

茵陈　茯苓皮　厚朴　广皮　海金沙　鸡肶皮　大腹皮楂肉　砂仁壳

王（二六），目患，其来甚骤，医投风药寒凉，渐起翳障胗肉，欲遗未泄，已见淋浊，阴虚弱质，暑湿热气，直入于阴经，非欲速易愈之症（按：目，阴虚受暑热）。

石蟹　苦丁茶　金石斛　桑白皮　飞滑石　干荷叶　夏枯草

---

① 疟：原作"虐"，据文义改。下文径改，不再出注。

顾（十五），禀质聪慧，当此已有知识，勤读夜坐，阳升则上热下冷，真阴不能生旺，长夏变幻腹疾，以溲①浊痹热论之，乃虚人暑伏脾胃，议用东垣法（按：脾胃暑湿内伏）。

人参　煨葛根　广皮　黄柏　生谷芽　泽泻　茯苓　川连

胡（三一），形质伟然，吸气不入，是肾病，自言心绪少适，六七年久药无效，近来纳食不运，夜必惊惕而醒（按：虚劳，心肾不交），先以两安心肾，镇怯理虚。

人参　茯苓　龙骨　小麦　炙草　金箔

顾（四八），凡寒湿痹久则变热，六气客邪，悉从火化，邪客躯壳节骱，热气还蒸诸窍，肤腠瘾疹瘙痒（按：痹，湿热），忌食酒肉，方可向愈。

羚羊角　犀角　僵蚕　粗桂枝　花粉　白蒺藜

钱（五一），中年食入，涎沫上壅吐食，此属反胃（按：噎嗝反胃），姑以淡薄滋味，清肃上气。平昔饮酒恶甜，药不宜重以损胃。

鲜枇杷叶　杜苏子　降香　橘红　芦根　苡仁

张（二四），上年产后，至今夏经转寒凛，遂结气瘕，自少腹攻至胃脘痛（按：瘕痕，寒凝气结），气结宜开，先用金铃子散。

延胡　金铃子　青葱管　山楂　生香附　蓬莪术

沈（十一），平素饮食少用，已见脾胃不和，暑湿热气，从口鼻入，幕原受邪，邪气蒸搏，口舌疳蚀，脾营胃卫，异气混受，遂为疟潮热，稚质纯阳，微冷热胜，当以廓清三焦蕴伏，而脾胃最为冲要。

飞滑石　大竹叶　杏仁　厚朴　广皮白　茯苓皮　白蔻仁

---

① 溲：原作"瘦"，据文义改。

方（三二），正在壮年，交四月阳气升举，忽然跌仆无知，头摇肢搐，越旬又发，问病因忿怒所致，大凡病来迅速，莫如风火，郁怒由肝胆木火生风，从此而发痌厥（按：痌，郁怒），若仅谓痰火，用辛香燥剂，劫痰利气宣窍，厥阳不宁，病奚得减。

龙荟丸，每服二钱四服。

陈（六二），酒湿热气，气先入胆，湿着胃系，痰聚气窒，络血瘀痹，痛在脘，忽映少腹，气血交病（按：胃痛，气滞血瘀），先和少阳、阳明之阳，酒客恶甜，治以苦、辛、寒。

土蒌皮①　半夏　枳实　川连　生姜

周（五五），阴虚质弱，风温湿温，皆邪在气分，汗散伤液，邪入心营，神识昏昧，肢节微痉，仲景痉湿暍萃于一门（按：痉厥，湿温，邪闭），小溲不利，有三焦阻闭之危。

飞滑石　鲜菖蒲根　茯苓皮　川通草　寒水石

广皮煎药，化服牛黄丸。

许（四一），暑湿皆气窒成疟，初起舌白呕吐，乃太阴脾病（按：疟，湿遏阳气），误用寒凉滋柔阴药，助其湿邪，引邪入营，舌赤不喜饮水，何从气分开其结，逐其湿，仿古肾治疟，务在通阳。

茯苓一两　囫囵厚朴　草果仁　半夏　新会皮　高良姜

冲入姜汁五分。

蒋，上年久暖少寒，冬不藏固，花甲已外，肾真既亏，水不涵木，肝阳化风，勃然上泛，遂令眩晕（按：中风，阴虚阳浮），经云："下虚上实为厥，"乃欲仆中之根萌也，此非外来六气所感，由操持萦思，五志之阳剧②升，烦动在里，营血脂液暗耗。

---

① 土蒌皮：土瓜蒌皮。

② 剧：原作"刻"，据文义改。

诊脉左尺空弦，望色浮红光亮，欲便用力，汗泄漐漐，偶尔立起，则足跗骨痿，色脉见症，显明彰著。阅所服诸药，未参内典圣训，昔刘河间门经奥旨："凡上实下虚，耳鸣足痿，便溺窍阻等症，每以浊药清投，名曰饮子，"宗是议主治。

制熟地　肉苁蓉　炒远志　柏子仁　川斛　天冬　五味
淮牛膝

刘（山西），泄泻二年，食物不减，胃气未损，脾阳已弱，水湿阴浊，不易输运（按：泄泻寒湿），必须慎口，勿用寒滑厚味，议用暖中佐运法。

生茅术　生于术　炒香菀丝子　茯苓

张，泻血八年，腹左有形梗痛，液耗渴饮，肝风大震，腑气开合失司，溲溺不利，未可遽投固涩（按：便血，肝胃不和）。

茯苓　木瓜　炒白芍　炒乌梅　泽泻　炙草

许，风湿热烁于经脉，右肢牵掣，邪未驱尽，发为疮疾，有年，阳明脉空，遂致偏痿（按：痿，风湿热邪）。

生黄芪　归身　防风　丹皮　木防己　黄柏　银花

沈，背寒鼓栗，而后发热，二便颇利，并不渴饮，入暮倚枕，气自下冲，呛咳不已，脉空大，按之不鼓，肌消神铄，是烦劳抑郁伤阳（按：虚劳，营虚），寒热戌起丑衰，解时无汗，非外感表病显然。温养营分，立方参入奇脉，宗阳维为病，苦寒热之例。

川桂枝　鹿角霜　当归　炙草　生姜　南枣

又，进通和营分，兼走奇脉二剂，寒热已止，而操持烦心，皆属伤营耗气，未免滋扰反复，经谓心营肺卫之虚，都是上损，立方不越益气养营矣。

人参　茯苓　广皮　炙草　炒白芍　当归　枣仁　姜

庞，久损精神不复，刻下土旺，立春大节，舌碎腭腐，阳升阴不上承，食不知味，欲吐，下损及胃，最属不宜（按：虚劳阴虚阳升）。

人参　炒麦冬　紫衣胡桃肉　熟地　鸡子黄　茯神

褚，气郁，肝不疏泄，神狂谵语，非是外感，乃七情之病（按：郁，肝火），先进涤痰汤法。

川连　胆星　石菖蒲　半夏　钩藤　山栀　远志　橘红

方，风温上受，心营肺卫皆热，气不宣降则痞胀，热熏膻中则神迷，此上焦客邪，想有酒食内因之湿，互相挟持，七八日未能清爽，以栀豉汤主之（按：风温，上焦湿热壅闭）。

山栀　豆豉　杏仁　郁金　姜皮　鲜菖蒲

郭（小姐），诊脉左劲似数，右寸虚大，中下虚濡，面色㿠白，少寐消渴，纳谷最少，经候不至已十四月（按：调经。经闭，肝脾不和），上年夏秋间，头面肢体曾发风疹，此属血液内夺，阳动化风，以和肝清热得安，今思藏血统血，固在肝脾，必得阳明脉络充旺，血海流行称职，议甘补佐以两和方意。

人参　炙黑甘草　归身　赤白制首乌　茺蔚子　酒炒白芍
桂圆肉　小黑稆豆皮

潘，下血，纯用苦寒，幸得补阳，救正阴阳造偏，浮肿咳喘，此藏聚失司（按：便血，肝肾虚），当春升发泄之候，宜通补摄纳，治其肝肾，若芪术呆补，恐助浊凝，有胀满之变。

人参　五味　茯苓　车前　熟地炭　炒杞子　炒归身　巴戟肉

袁，脉濡，面赤呃呕吐自利，此太阴脾阳受伤，浊阴逆侮，高年不可纯消，拟用理中法（按：痢，脾肾阳虚）。

人参　炒黄干姜　厚朴姜汁炒　炒半夏

又，中下阳微，呕呃下利，温中不应，恐延衰脱。夫阳宜通，阴宜守，此关闸不致溃散，春回寒谷，生气有以把握，候王先生主议。

人参　附子　炮姜　炒粳米　赤石脂　生白芍

宋（四七），脉濡涩，减食不运，脘中常[①]痛，粪后血下如线（按：便血，郁热），按：经云："阴络伤则血下溢"，阅前方补阴不应，反滋胀闷，盖因不明经常操持，多有劳郁，五志过动，多令化热，气郁血热，三焦失于宣畅，若非条达气热，焉望血止。

于术炭　枳实炭　郁金　广皮　炒焦桃仁　炒白芍　炙草
茯苓

褚，晨起未纳饮食，吐痰致呕减谷，胃阳伤也（按：呕吐，胃阳虚），由多进知柏所致，其苦寒胃先受伤矣，先用小半夏汤加黍米。

席，积劳气血凝遏，脘闷肋痹食减，治以宣通脉络（按：痹，劳伤气血痹。）

桃仁　当归须　郁金　柏子仁　小胡麻　桑叶
桑芽膏丸。

施（三五），忽然神迷，逾时自醒，病起一年，频发渐近。今诊脉细弱，必未实热，此因忧虑，情志受伤，手厥阴膻中之清真，为浊涎所阻。内因之病，理难速攻，姑以宣通神明，兼理痰气为治。

午服：鲜菖蒲根　天南星　远志　竹节附子　茯苓　姜汁
夜服白金丸。

---

① 常：原作"营"，据文义改。

徐（三四），声音不宣，痰出鼻窍，上焦肺气窒塞（按：失音，肺热），经常着急，伤肺，酒热熏蒸，亦主伤肺。宜辛凉以宣之，薄味以清之，每日吃淡豆腐花一杯。

枇杷叶　薄荷叶　桑叶　杏仁　牛蒡子　甘草　午前服

徐（二十），久病气血胶结，络中不和，攻补皆不去病，仿古五积治例，每以疏通缓逐为法，不必峻剂。

鸡内金　海浮石　蛤粉　归须　桃仁　半夏　瓜蒌实　枳实　山楂

吕，脉动如数，按之不鼓，便血自去秋大发，今春频发不已，凡夜寐梦泄，便血随至，平时身动，吸促如喘，气冲咳呛，心悸耳鸣，足肢痿弱，不耐步趋，种种见症，显然肝肾真阴五液大伤，八脉无以摄固，阴既亏损，阳无有不伤，此滋补原得安受，（按：便血，阴伤及阳，肝风动），尝读仲景少阴病治例，有填塞阳明一法，意谓脂液大去，关闸皆撤，而内风虚阳，得以掀旋内扰，屡投补阳，暗风随至，圣人每以填塞其空，似与《内经》腑通为补之义相左，然关门不固，焉有平期，既验之后，再以血肉有情，另佐东垣升阳之法，安养调摄，自有成验。先用方：

李先知[①]曰：下焦有病人难会，须用余粮、赤石脂，以土属外刚内柔，味酸质厚，能填阳明空漏，人参益气生津，合木瓜以入胃，更味酸收敛液，固阴以熄肝风，盖阳明阳土，宜济以柔，不用刚燥，虑其劫液耳。

前方用二十日后接服

膃肭脐　鹿茸　家韭子　补骨脂　生菟丝子粉　赤白茯苓

---

① 先知：底本作"□之"，据国家图书馆藏乾隆四十二年卫生堂藏板改。

暮夜兼进东垣升阳法：

人参　黄芪　熟术　广皮　炙草　炒归身　防风　羌活
独活

吴，辛泄太过，肺胃津伤，咽喉干涸，出纳气阻，（按：燥，
肺胃津伤），盖肺为出气之脏，姑进滋养上焦，以充化源。

生鸡子白　玉竹　麦冬　甜杏仁　生甘草

严，填阴则阳和风熄，虽已获效，春分后诊左脉垂尺已减，
右脉弦，恐夏热气泄，有减食神烦之虑（按：肝风脾虚），早上仍
用前方，晚进戊己法，仿仲景肝病实脾之意。

人参　熟术　茯苓　炙草　广皮　白芍

方，饥不欲食，气冲咽嗌，头眩，寒热汗泄，皆肝阳升动
太过，（按：眩，肝阳升动），若加怒劳，恐有暴厥之虑。

川连　乌梅　人参　牡蛎　生白芍　炙草

包，热灼，耳鼻诸窍皆痒，浮阳化风上扰，汗多不渴饮
（按：风热，风阳上升），此非气分实火，镇固不应，法当摄补。

三才汤合参麦散主之。

叶（四三），郁怒致病，心胸映背痛甚，至气阻咽喉，呼吸
有音，吐涎沫，又不热渴，（按：郁怒伤肝），由肝病蔓延，所伤非
一经矣，先理上焦，与苦辛轻剂。

鲜枇杷叶　香豉　苦杏仁　郁金　瓜蒌皮　黑山栀

何（三一），脐流秽水，咳嗽，腹痛欲泻，询知劳动太过，
阳气受伤（按：劳伤气阳），三年久恙，大忌清寒治嗽，法当甘温
以治之。

黄芪建中汤去姜。

陆（五二），服肾气汤得效，是下焦阳微，致神气冒昧，吸
不得入为喘（按：喘，下焦阳虚），温补收纳，一定成法。

人参　熟附　茯苓　车前　紫衣胡桃肉

姚，脉左弦，肝风犯胃，水谷下咽即呕，经月不愈，胃气大虚，（按：呕，肝犯胃），泄木必兼安胃。

人参　川连　黄柏　川楝子　川椒　桂皮　乌梅　生白芍

潘，眉心痛，心中热，腰脊酸痛①，五心皆热，自产后半载，形消食减，乃下焦阴液大耗，而肝风挟阳震动矣（按：阴虚，肝阳动），病自内损，固当补益，然阅所服方药，虽曰养阴，半投芎柴辛散，昧于根蒂已虚，杂用升泄，恐咳喘躁厥至矣。

生地　阿胶　生白芍　麻仁　炙草　麦冬　羚羊角磨汁

伍，崩淋已久，少腹结瘕，液涸气坠（按：瘕，液涸气坠），辛甘温润之补，冀得宣通，勿谓崩症，徒以涩药。

淡苁蓉　杞子　柏子仁　郁李仁　冬葵子　归身

任（奶奶），风温乃手太阴肺病，与伤寒足经不同，轻剂恰合治上，无如辛散消克，苦寒清火，劫损胃汁，致娇柔肺脏，一伤于邪，再伤于药，气郁不行，壅塞喘咳，不饥不饱，此胃气已逆，（按：风温劫损胃汁），旬日以外，当甘凉生胃津，少佐宣降，不宜重剂。

玉竹　霜桑叶　大沙参　生甘草　甜杏仁　甘蔗汁

方，脉形濡弱，形寒汗出，频吐涎沫。三日来，寐不能寐，此胃中虚冷，阳气困惫（按：胃阳虚），法当温中，佐以运通，宣导寒凉，断勿轻投。

丁香皮　益智仁　半夏　茯苓　广皮　煨姜

钱，腑阳不通，肝失疏泄，至腹痛便难，咽阻目赤（按：腹阳不通，便难），此酸苦泄热以通阳窍，仿前贤龙荟遗意，阳和风

───────────

① 痛：原作瘦，据文义改。

化，肠垢始下，脉虽小安，而舌干少寐，阳明胃汁未充，仍宜甘寒为主，以性躁肝急，脾胃易亏也。

生地　阿胶　麻仁　炒麦冬　生白芍　茯神

洪，劳心营耗，风火交炽，饮啖酒肉，湿热内壅，络虚脉实，肉肿如痹（按：痹，湿热内壅），当此小满，阳气大泄，一阴未复，致内风挟阳上巅，耳目孔窍不清，舌苔黄厚，并不大渴，虽与客热不同，但口中酸浊吐痰，酒客不喜甘药，议进滋肾丸。

王，风温上肿，气窒不饥，仍从上治（按：风温），

活水芦根　兜铃　白蔻仁　杏仁　大豆黄卷　生苡仁

干蟾丸五丸。

李，温湿热，蒸伤脾胃，身热泄泻。

黄芩　生白芍　滑石　猪苓

俞，秽浊缠染，口鼻吸受时序雨潮之湿，亦属不正异气（按：湿），此芳香开气，淡渗利湿，一定成法。

白蔻仁　藿香根　嫩竹叶　杏仁　大豆黄卷　厚朴　滑石

廖，脉细，自痢泻血，汗出淋漓，昏倦如寐，舌紫绛，不嗜汤饮，两月来，悠悠头痛，乃久积劳伤，入夏季发泄，阳气冒巅之征，内伤误认外感，频投苦辛消导，大劫津液，少阴根底欲撤，阳从汗泄，阴从下泄，都属阴阳枢纽失交之象，此皆见病治病，贻害不浅，（按：劳，固摄少阴），读长沙圣训，脉细欲寐，列于少阴篇中，是摄固补法，庶可冀其散而复聚，若东垣芪术诸方，乃中焦脾胃之治，与下焦少阴无预也。

人参　禹粮石　赤石脂　五味子　木瓜　炙草

此仲景桃花汤法，原治少阴下痢，但考诸本草，石脂余粮，乃手足阳明固涩之品，非少阴本脏之药，然经言肾为胃关，又谓腑绝则下痢不禁，今肾中阴阳将离，关闸无有，所以固胃关，

即是摄少阴耳。

薛（奶奶），疝瘕痛在少腹左旁，病伤厥阴络脉，宗仲景法（按：瘕病伤厥阴）。

当归三钱　生精雄羊肉切片漂去血水　生姜一钱　炒黑小茴香一钱

徐，目黄，脘闷汗多，呕吐湿胜，症属脾疟（按：湿热脾疟）。

厚朴　炒半夏　草果　藿香根　白蔻仁

袁，头旋目暗心悸，不渴不饥，勉强进食，二便自通，不致胀阻，病经卧床一月，东垣云："久病不知饥饱，不见皮枯毛瘁，乃痰饮为患"，当阳气上升时令，恐延痰厥（按：痰饮）。

炒焦熟半夏　枳实　高粱米　茯苓　姜汁

华，戊申三月廿一日[①]起恙，至四月初一日诊脉虚促，舌微肿，心悸，神恍惚，遂肌麻痹遗泄，昼夜卧不成寐，腰以下痿软，不胜坐立。（按：劳，遗泄。）此属阴液素亏，值春夏之交，阳气发泄，阴乏恋阳，加以步趋嗔怒。都令五志中阳大动，诚如《内经》："烦劳则张，精绝，辟积于夏，令人煎厥薄厥"之谓，盖张指阳气之弛张，精绝谓真阴之内夺，木失水涵，肝风大动，皆为厥之因也，法宜味厚固阴，甘缓和阳，内风熄，可冀悸定安寐，倘执方书不寐，投以温胆汤，或畏虚乱补，是不明阴阳脏腑之先后矣。

人参一钱半　茯神三钱　真阿胶二钱　麦冬一钱　生牡蛎三钱
龙骨三钱　生白芍二钱　细甘草炙黑一钱

又，己酉岁正月初九日诊，梦寐欲遗，丸方：

人参二两　熟地四两　河车胶一具　五味一两半　覆盆子一

---

① 日：底本缺，据文义加。

两半　菟丝子一两半　茯神二两　湖莲肉二两　远志一两

山药粉和丸。

周，病小愈，即食腥滞黏腻之物，胃阳尚弱，秽浊痞结，中焦不运，阳气不行，大便七八日不更衣，舌自涎涌，鼻觉气秽，清浊混乱（按：阳伤便难），所服之药，半系辛寒，不究阳伤，致缠绵逾月。先用来复丹，每服一百粒，姜汤送下。

汪，日前议味淡轻扬，少佐微辛，正合经言肺欲辛之旨，然发表之，辛则升；开泄之，辛则降。夫肺主一身之气，清空之体，义不受浊，前云：秽瘴上入，肺位最高，受戕最先，因失治而漫延中下，（按：瘴，肺失降和），《内经》色诊谓从上病者治其上，斯源清流洁矣。

水芦根　白通草　山茵陈　生苡仁　浙茯苓　桑皮

研入白蔻仁末。

卧时服威喜丸二钱。

又，湿阻经络为痛，初在虚里穴，渐延肋背附骨，日来背部发现湿症，微微红色，此湿邪由气及于血分（按：痹，湿阻①经络），丸药攻滞，仅走肠中，未能引经宣通，所用气分肺药，咳喘浊痰已缓，今经络久痛，当以三因痹症参看。

制蒺藜　通草　木防己　炒焦半夏　生苡仁　浙茯苓　炒熟石膏

陈，大雨潮湿，下痢都是阴寒，服黄连阳伤䐜胀，继虽用温，又是守中，今二便不爽，胀必兼痛，腑为阳，阳宜通，通则浊阴不聚，痛胀自减。（按：潮湿下痢阳伤。）

大针砂丸每服一钱二分。

---

① 阻：原作"租"，据文义改。

金（娘娘），少腹酸郁不和，据述因寒湿而起，缘产后精采不复，冲任已空，跷维不摄，经言阳维为病苦寒热矣，(按：产后冲任虚。)若云疟邪，焉有三五日休息而至。盖脉络空乏，须填补孔隙，区区滋清之补，与产后奇脉之病迥殊，故不获效。

人参　紫石英　炒归身　鹿角霜　炒杞子　茯苓

接服斑龙丸加参。

舒，口鼻触入臭秽浊气，蒙闭心胞，遂心胸痛呕瘀血，且欲昏闭，即方书中恶之症(按：中恶吸秽浊气)，苏合香丸，能辟秽恶之邪，若误认阴症，擅投桂附，则抱薪救火矣。

苏合香丸二丸。

张（小姐），时时惊恐，不食不便，状如神附，头面肌浮，舌强唇肿，寤不能寐，夜多妄言，经少紫黑。此五志煎厥，风阳上逆(按：厥，风阳上逆)，仿俞氏治杨季登女例，用龙荟丸三钱。

吴，厥阴头痛，舌干消渴，心下烦痛，无寐多躁，少腹胀满，小溲滴沥，时时痉搐，最怕厥竭(按：厥阴头痛)。

阿胶　鲜生地　鸡子黄　小黑稆豆皮

煎半盏送滋肾丸二钱。

顾，幼稚哮喘，由外来风寒，必从肺治，因过食甘腻，必兼理胃，久发不已，病气蔓延，不独在肺胃间矣，故因劳致发，遇冷而发，乃卫阳已虚，烦动火升面赤，皆肾阴内怯，虽非色欲之损，然因病致虚也(按：哮喘，肾阴虚)，须知病是有余，体属不足，不可徒用攻痰逐气，取快一时，当未发之时，病机潜伏，只宜培土以运痰，土旺则肺气充，壮水纳气以益肾，子气充长，母气自强，此为子母相生之治，守之日久，发作自缓，况宿病无急攻之法，或寓攻于补，或攻补互施，然寒暄饮食调摄，于此症尤当加慎。

早上服补纳肾气方：

姜汁制熟地　生白芍　怀山药　丹皮　云苓　紫衣胡桃肉　咸秋石　泽泻

蜜丸桐子大。

午后服健中运湿方：

人参　熟半夏　新会皮　茯苓　枳实　地栗粉

金石斛汤法丸。

王，湿郁热蒸，必阳气鼓运，湿邪乃解，是寒战后身痛已缓，盖湿从战而气舒，战后阳气通和，为身热汗出耳，但脉濡神倦，余邪未尽，正气已虚，有转疟之象（按：湿防变疟），用大半夏汤，通补阳明。

人参　半夏　茯苓　姜汁

苏，早食暮吐，大便不爽，病在中下（按：呕吐，大便不通），初因劳伤，胃痛痰瘀，有形之阻。

桃仁　半夏　韭汁　枳实　制大黄

姚，老年伏气温邪，五十日不解，脘痞不饥，心中胁内独热，药下咽则呕，痰多呃逆，舌焦微渴，四末微冷。此胃伤已极，久乏谷气，致津液不复，气机郁闷，用药须忌苦燥辛温妨胃，先议芳香轻清，兼以谷气开醒上中。

香梗露　香橼露　玫瑰露　银花露　米浆

刘，瘕聚攻触中脘，心痛映背，呕吐涎沫。凡久病，病必在络，络空必成胀满，（按：瘕，阳伤呕吐），已经旦食苟安，暮食痛呕，其胃中清阳久失旋运之司，饮食尚助呕胀，焉能承受汤药，病退无期，颇为棘手，阅古方书，于久病有形，通剂是议，先拟通阳，改投小丸。

一味阿魏丸，朱砂为衣，服五分。

张，形寒手足痛，肌肉渐肿，劳力行走，阳气受伤，客邪内侵，营卫失和。仿局方痹在四肢，汗出阳虚者，与黄芪五物汤。（按：痹，汗出阳虚。）

黄芪　桂枝　茯苓　炙草　当归　煨姜　南枣

胡，胸臆不爽，食入内胀，粪后便血，病已二年，（按：便血，怒劳血郁），诊脉左小涩，右微弦，食减形瘦，是内伤悒郁，初病在气，久延血络，而瘀腐色鲜，血液皆下，从怒劳血郁治。

桃仁　杏仁　柏子仁　归尾　紫菀　冬葵子

费，脐下有形攻触，气上则呕吐，降下则失气胀消，腹①中必有浊滞阻塞，（按：呕吐，腹阳滞浊），椒附难投，仅能开无形阴浊，老年阳衰，不可遽投攻下，用半硫丸一钱，俾腑阳流通，滞浊自去。

丁，脉右弦，脘痛映背，得呕痛发，气鸣痛缓，乃胃气少降，寒暄七情皆令痛发（按：脘痛映背，胃气少降），病属肝胃，议河间金铃子散。

金铃子　延胡　炒半夏　姜汁　茯苓　橘红

杜，酒客胃中酿热，嗔怒亦令肝阳犯胃，今纳谷脘中微痛，乃阳逆失降（按：肝犯胃，平肝和胃），酒家忌用甘腻，辛苦清降，平肝和胃治之。

川连　吴萸　半夏　姜汁　茯苓　橘红　竹沥

王，清明谷雨，气候已暖，所感温邪，从口鼻吸受，自上及中为三焦病。羌防乃散足太阳风寒表邪。《温病》篇云："误用辛温表散，即为重劫津液"（按：湿邪，劫伤津液），今头身痛，

---

① 原文为"胀"，据文义改。

咽痛，心胸烦闷，视其舌，心灰黄，边紫绛，渴饮不能下咽，斑疹隐隐，津涸，呼吸渐闭，所谓一逆尚引日，再逆促命期矣，重症之尤，勿与目下时行客邪同视。

玄参　连翘　银花　白金汁冲　大豆黄卷　飞滑石　象贝
川通草

钱，肝藏魂，因怒则诸阳皆动，所见病情，皆属阳动化风而为厥，故凡属厥症，都隶厥阴（按：厥怒伤肝阴），考《内经》治肝之法，不外辛以理用，酸以治体，甘以缓急。今肝阴素亏之体，骤加暴怒，病已浃旬，液涸阳亢，急急镇固收摄，犹虑弗及，阅所服诸方，仅以泄肝、抑肝、平肝为事，肤浅庸劣，一至于此，不知补法，都以子母相生同治，盖壮水则木得滋荣，阴充则风阳自熄，医不师古，尚敢称虚道实耶。

生地　阿胶　麦冬　人参　金箔　生鸡子黄

谢，疟热伤阴，心腹中热，浮阳升降，鼻衄汗出，遗精便难，（按：疟热伤阴），此因疟加病，久卧气机呆钝，食入难消，然调脾胃之药，皆气胜助燥，施于液亏体质，于理有悖。

焦谷芽　生地炭　炒知母　制首乌　鳖甲　白芍
服二剂后接服后方

谷露　人参　麦冬　鲜生地　北五味

汪，久遗溲溺，淋沥三年，下焦常冷，脊膂腰髀疼楚如坠。此肾脏虚寒，但填精固涩多进不应，是督任二脉失司，黏腻涩药，未能走入奇经，仿孙真人九法中采用（按：遗精，督任二脉失司）。

鹿茸　补骨脂　家韭子　蛇床子　生菟丝子　覆盆子　金樱子　锁阳　生杜仲　炙草　茯苓　黄精　羊内肾　青盐
共为丸。

蒋，病已三载，仍然能寝能食，谅非脏腑虚损，自述冷气或聚胸膈，或贯胁肋，水饮下咽，汩汩有声，气得下降，宛若病去，此必支脉结饮，久久阻遏气隧流行，决非重坠攻逐，以及温补腻浊可治，（按：痰饮，支脉结饮），盖脉络为病，非辛香何以开郁，议宣通气血方法。

降香　枇杷叶　郁金　橘红　苏子　桔梗　苡仁　桑叶
淡姜渣

金，动气兼有遗精，已是下焦阴阳虚损（按：遗精，温养通摄），况久病欲进温养，必须通摄，桂附气雄而刚，非下损药也。

淡苁蓉　补骨脂　胡桃肉　生菟丝子　覆盆子　家韭子
舶茴香　茯苓

安，脉小数色苍，心痛引背，胁肋皆胀，早上牙宣龈血，夜寐常有遗泄，此形质本属木火，加以性情动躁，风火内燃，营阴受劫，故痛能进食（按：遗精，风火劫伤营阴），历来医药治痛，每用辛温香窜，破泄真气，不知热胜液伤，适令助其躁热，是经年未能痊期，议以柔剂，熄其风，缓其急，与体质病情，必有合款之机。

细生地　阿胶　牡蛎　玄参　丹参　白芍　小麦　南枣

季，秋疟愈未复原，冬季连次感触温邪，老年平素有痰嗽本恙，温风烁肺气，劫胃汁，致痰多，咳甚欲呕，脉数，倏热，右胁常痛，火色升于右颊，（按：冬温，伤肺胃津液），由胃津渐伤，肺不主降，而升腾莫制，古称肺乃柔金，胃为阳土，已经百日缠绵，开提半属苦辛，辛泄肺气，苦再伤胃，致不思纳食，议甘药濡胃润肺，胃汁自充，肺气自降，土旺生金，古贤定法。

玉竹　麦冬　花粉　甜杏仁　橘红　蔗浆

秦，老年肿胀，四肢俱冷，皆阳气衰惫，浊阴僭踞，（按：肿胀，脾肾阳衰），盖脾阳主运，肾阳司纳，今食入愈胀，二便不爽，中下之阳消乏，岂可小视此病。

炮黑附子　淡干姜　生白术　生厚朴　茯苓　泽泻

尤，由肝气升举犯胃，胃逆不降，幽门不通，旁趋为胀，数月久延，气分已入血分（按：肿胀，肝犯胃）。

桃仁　郁李仁　降香　归须　川楝　山栀

严，两寸脉独搏，不饥不食，上焦气分之阻，时当仲夏，必有湿热客气内伏（按：湿热阻气）。

半夏曲　瓜蒌皮　滑石　黄芩　通草　杏仁

# 卷　二

## 中风

### 牛黄清心丸

此药专治痰厥，昏晕不醒，口噤痰喘，及小儿惊风发搐，五痫等症极效。

胆星一两，姜汁炒　白附子一两，煨　郁金五钱　川乌一两，面包煨　半夏一两，皮硝汤泡五次，皂荚汤泡五次，矾汤泡一次，晒干为末

上五味共为细末，用腊月黄牛胆三个，取汁和药，仍入胆内扎口，挂风檐下，至次年取胆内药一两四钱，加度过芒硝、水飞辰砂、硼砂各一钱，冰片、麝香各一分，研极细末，和在一处，稀糊为丸，如芡实大，金箔为衣，姜汤化下。

#### 治暴仆痰涎壅塞

竹沥一盏，姜汁五匙，调入白矾末一钱灌下。

#### 治筋骨疼痛，如夹板状，不可忍者

用骡子修下蹄爪甲，烧灰存性研末，或黄酒，或汤调服立愈。

#### 治瘫痪秘方

熟牛骨髓一碗　熟白蜜一斤半，滤过　炒白面一斤　炮姜末三两

上四味，和匀如弹丸大，每日三四丸，细嚼，黄酒下，大效。

又

威灵仙　苍术　牛膝　桂枝　木通各一两

上为末，黄酒五斤，煮一炷香，早晚服。

### 治鸡脚风

手足及指，拳挛如鸡脚状，疼痛不时发者，名鬼眼灸，左右膝骨盖下，两边各有小窝，共四穴，谓之鬼眼，各将蕲艾灸三壮即愈。愚谓以驱寒湿，雷火针针四穴亦效。

## 补益

### 奇想补心丸

柏子仁二斤，去油为末　白术一斤，炒　生地一斤，焙　红枣肉三斤，蒸熟

上炼蜜为丸，弹子大，每日三服，百日后百病消除。

### 棉子丸

乌须黑发，暖肾种子，阳虚人宜服此药。

用棉花子十数斤，用滚水泡过，放蒲包内闷一炷香，取出晒裂壳口，取仁并去外皮，用净仁三斤，压去油，用火酒三斤，泡一夜取起，蒸三炷香晒干，故纸一斤，盐水泡一夜，炒干、杜仲一斤，去外粗皮，黄酒泡一夜，晒干，姜汁拌炒去丝、杞子一斤，黄酒浸蒸，晒干、菟丝子一斤，酒煮，吐丝为度，共为细末，蜜丸桐子大，每服二三钱。

### 养元固本暖腰方

广木香　真川椒　大茴炒　故纸　升麻各一两　川附子五钱　蕲艾半斤　丁香四钱　上肉桂　川楝子各一两

先将艾搓软，次以各药为末和匀，用绫绢做暖腰，入药密

扎<sup>①</sup>腰上，着肉者<sup>②</sup>神效。

**腰痛神方**

雄猪腰子一付，铜刀破开，去中间血膜及外边油腻　青盐炒，二钱　大茴一钱五分　当归一钱五分　杜仲五钱去丝

上为末，入腰子内，放瓷器中过一宿，明早用韭菜上下铺蒸熟，用火酒<sup>③</sup>洗去药末，将腰子用铜刀切片，好陈酒空心送下。多年者吃五六付，乍起者一二付即愈。

**又**

杜仲　补骨脂　牛膝　香附各三钱　青盐一钱半

将雄猪腰二对，竹刀剖开去筋丝，每个内外拌药，用湿草纸包，灰火煨熟，去药，酒下一醉即愈。

**治下部无力**

雄猪肚一个　红枣肉半斤　莲肉四两　苡仁四两

将糯米半升，填入肚内，好酒一钟，酱油少许，煮熟，每日切几片，空心好酒下。

**长春方**

治肾虚精冷之症。

鱼鳔一斤，蛤粉炒成珠，极焦　棉花子一斤，取仁去尽油，酒蒸白莲须八两　金樱子一斤，去毛　川石斛八两　沙蒺藜四两　杞子六两　菟丝子四两　五味子四两，炒

将鹿角五斤，锯薄片，河水煮三昼夜，去角取汁熬膏，和药末为丸，桐子大，每服三钱。

**归圆酒方**

---

① 扎：原作"行"，据文义改。
② 者：原作"着"，据文义改。
③ 火：原作"大"，据下文改作"火"。

甘菊花八两　杞子一斤　当归八两　龙眼肉三斤

上药将火酒三斤，酒酿十斤，泡二十一用。

## 三仙酒方

烧酒一坛十斤，入龙眼肉一斤，桂花四两，白糖八两，将泥封固，愈久愈佳。

# 痨

### 治吐血痨症

桂圆七个　红枣十四个　莲子二十一个　小黑豆四十九粒

水二碗，煎一碗，空心早服，连果吃完为妙。

### 治虚痨咳嗽吐血，肺痿肺痈吐脓血垂危者，服之即愈

用茭白细根，约三四两捣碎，将真陈酒煮绞汁，每日服一二次，至一二十日即愈。

### 治咯血吐血，痨嗽久不止

雪梨六十只，取汁二十杯，生地茅根、藕各取汁十杯，萝卜、麦冬各取汁五杯，将六汁煎炼，入蜜一斤，饴糖八两，姜汁半杯，再熬如稀糊，则成膏矣，每日用一二匙。

### 治酒痨吐血

用枳椇子一两，水二盅，煎一盅，不拘时服，渣再煎服，服至数十日愈。

# 盗汗

### 治盗汗方

莲子七粒　黑枣七个　浮麦一合　马料豆一合

用水一大碗，煎八分，服三剂愈。

又

黄芪　马料豆

二味煎服，半月愈。

又

五倍子去蛀末，炙干研末，男用女唾，女用男唾，调厚糊填脐中，外用旧膏药贴之，勿令泄气，两次即愈。

## 止汗方

黑豆三钱　浮麦一钱　乌梅一个

煎汤服。


# 咳嗽

### 治痰嗽诸虚奇验神方[①]

藕汁　梨汁　萝卜汁　人乳　姜汁　白糖　砂糖　童便各四两

将八味放瓷瓶内，用炭火熬煎，只剩一斤为止。每日空心白滚汤送下四钱，服完即愈，如能常服，则精神强健，永无虚损。

### 治小儿吼嗽并大人咳嗽屡验方

款冬花三钱　晶糖五钱

将二味放茶壶内，泡汤当茶吃，自然渐愈。

### 治小儿天哮，一切风湿燥热，咳嗽痰喘，兼治大人

海浮石净末，四钱　飞滑石净末，四钱　甜杏仁净末，四钱

---

① 方：底本脱，据全文统一体例改。

薄荷净末，二钱

上为极细末，每服二钱，用百部煎汤下。

### 治痰火骨蒸，吐血不止之症，重者十服、八服即愈

人参　天冬　麦冬二味去心，各一钱五分　茯苓五分　杏仁二粒，去皮尖　红枣二枚，去核　莲肉六粒，去心　人乳二匙　白蜜三匙　大甜梨一枚，铜刀挖去心

将前药制碎，纳梨内，仍以梨盖盖之，用绵纸封固，饭上蒸熟，日间吃其药，临卧吃此梨。

### 治痰火方

咳嗽吐痰，面鼻发红者，一服即愈。

青黛水飞极细，晒干，再研，用三四钱　蛤粉三钱

二味炼蜜为丸，如指头大，临卧口嚼三丸，其效如神。

### 治痰火神水方，一名玄霜

黑铅一斤，烊成一薄饼，中穿一洞，以绳系之，将好米醋半瓮，即以铅饼悬挂瓮中，离醋约一寸许，瓮口用皮纸箬子扎紧，再以砖石压之，勿使泄气，放屋下阴处，待数日取起，铅饼上有白霜拭下，每铅一斤，取白霜二两为止。其霜治噎膈，每服五分，嚼口内以白汤送下，若治痰火咳嗽，每服三分，照前法服。

### 治痰火方

枇杷叶五十叶，去净毛，水五十杯，煎至五六杯，再重汤炖至三四杯，每药三茶匙，用蜜一茶匙，调下立愈。

### 治老人上气喘急，嗽不得卧

生姜汁五两，黑砂糖四两，用水煎二十沸，时服半匙，渐渐咽之。

### 治喘

瓜蒌一个，明矾枣大一块，同烧存性研末，以熟萝卜蘸食，药尽病除。

## 吐血

### 治吐血不止

用碗盛清水，吐血在内，浮者，肺血也；沉者，肝血也；半浮半沉者，心血也，各随所见，以羊肺、肝、心煮熟，蘸白及末，日日吃之，或只用白及为末，米饮调服亦效。

### 治吐血方

吐血者，偶吐一二口，或不时吐之

侧柏叶浓煎，和童便常服之。

又

用藕节为末，入炒蒲黄、血余灰等份，调服之，奇效。

又

用鸡子一个打开，和三七末一钱，藕汁一小杯，陈酒半小杯，隔汤炖熟食之，不过两三枚自愈。

## 赤白浊[①]

### 治赤白浊，兼治梦遗，名将军蛋

生大黄三分　生鸡子一个

将鸡子顶尖上，敲损一孔，入大黄末在内，纸糊煮熟，空

---

① 赤白浊：原作"赤白二浊"，据目录及正文改。

心吃之，四五朝即愈，神奇秘方。

**治色欲过度，精浊白浊，小水长而不痛者，并治妇人虚寒，淋带崩漏等症**

生龙骨<sub>水飞</sub>　生牡蛎<sub>水飞</sub>　生菟丝粉　生韭菜子粉

上四味各等份，不见火研末，生干面冷水调浆为丸，每服一钱，或至三钱，晚上陈酒送下，清晨服亦可。

**治遗精白浊有湿热者**

生蚕沙研末，每两加生黄柏末一钱，空心开水下三钱，六七服即愈。

**治白浊**

用头生鸡蛋五枚，开一小孔，每个入生白果肉二枚，饭上蒸熟，每日吃一个即愈。

**治遗精滑失**

白龙骨<sub>研细，一两</sub>　韭菜子<sub>炒，一合</sub>

上为末，空心陈酒调服二钱。

**小菟丝丸**

治女痨疸[①]，及遗精白浊，崩中带下诸症。

石莲肉<sub>二两</sub>　白茯苓<sub>一两，蒸</sub>　菟丝子<sub>五两，酒浸，研</sub>

上为细末，山药糊为丸，桐子大，每服五十丸，加至百丸，或温酒或盐汤下，空心服，如脚膝无力，木瓜汤下，晚食前再服。此方治遗精之圣药，屡用屡效，但石莲子陈久者难得。

**治精气虚，滑遗不禁**

龙骨　莲须　芡实　乌梅肉

各等份为末，用山药丸如小豆大，每服三十丸，空心米

---

① 原作"夜"，据文义改。

饮下。

### 治遗精方

文蛤研细末，以女儿津调，贴脐内立止。

### 治一切淋闭白浊，因火结茎中涩痛

新鲜<sup>①</sup>苎仁根捣烂，绞汁一碗，或滚酒或滚水冲入，空心服，二三次必效。

### 思仙丹

治阴虚火动梦遗神方。

莲须十两　石莲肉十两，去内青蒂并外皮　芡实十两，去壳

上为末，再以金樱子三斤，去毛子，水淘净，入大锅内水煎，滤过再煎，加<sup>②</sup>饴糖和匀前药，丸如桐子大，每服七八十丸。


# 蛊

### 治五脏神方

萝卜子四两，用巴豆十六粒同炒　牙皂一两五钱，煨，去弦沉香五钱　枳壳四两，火酒煮，切片炒　大黄一两，酒焙　琥珀一两

上共为末，每服一钱，随病轻重加减，鸡鸣时热酒送下，姜皮汤亦可，后服金匮肾气丸调理收功。

### 治水脏肿胖

轻粉二钱　巴豆四钱，去油　生硫黄一钱

上研末，做成饼，先以新棉一片铺脐上，次以药饼当脐按之，外以帛缚之，如人行五六里自然泻下，候五六次除去药饼，

---

① 新鲜：原作"鲜鲜"，据文义改。
② 加：原作"如"，据文义改。

以温粥补之，久患者，隔日方取去药饼。一饼可救二十人，其效如神，愈后忌饮凉水。

### 治水臌方

陈芭蕉扇<sub>去筋烧灰存性，五分</sub>　千金子<sub>去油壳，二分五厘</sub>　滑石二分

共为细末，以腐皮包，滚水送下，十服全愈。

### 治水臌气臌方

活黑鱼一尾，重七八两，去鳞甲，将肚剖开，去尽肠，入好黑矾五分，松萝茶三钱，男子用蒜八瓣，女用七瓣，共入鱼腹内，放在瓷器中蒸熟，令病人吃鱼，连茶蒜吃更妙。此药从头吃起，病从头上消起，如从尾上吃起，即从脚上消起，立效之仙方也。

### 治气臌方

将大虾蟆一只，破开用大砂仁填满腹中，黄泥封固，炭火煅红，冷定去泥研末，陈皮汤调服，放屁即愈。

### 治气臌气胀方

萝卜子二两捣研，以水滤汁，用砂仁一两，浸一夜炒干，又浸又晒，凡七次，为末，每米汤送下一钱立效。

### 治臌胀方

四五月将黄牛粪阴干，微炒黄香为末，每服一两，煎半时滤清服之，不过三服即愈。

### 解胀敷脐方

治一切臌胀肚饱发虚。

大田螺<sub>一个</sub>　雄黄<sub>一钱</sub>　甘遂末<sub>一钱</sub>　麝香<sub>一分</sub>

先将药末同<sup>①</sup>田螺捣如泥，以麝置脐，放药脐上，以物覆

---

① 同：原作"用"，据文义改。

之束好，待小便大通去之，重者用此相兼，小便大通，病即解矣。

### 治中满臌胀

陈葫芦一个，要三五年者佳，以糯米一斗，作酒待熟，用葫芦瓢于炭火上炙热，入酒浸之，如此五六次，将瓢烧灰存性为末，每服三钱，酒下神效。

### 治臌胀方

雄猪肚子一个，入大蒜头四两，加小槟榔、砂仁末三钱，木香二钱，砂锅内河水煮熟，空心服猪肚，立效。

### 又

取旧葫芦一个，浸粪坑内一月，取起挂长流水中三日，炒黑为末，每两加木香末二钱，每日空心砂仁汤送下二钱。

### 治肝气方

乌梅二个　　鲜橘叶三钱　　青盐二分　　真川椒二钱

上药空心服。

## 痞块

### 治痞块方

不问男女左右，症瘕、积、聚、疟、痞，收取水红花（即水边蓼）半老穗头，连叶带子晒干，不拘多少量，用老[1]蒜头去皮膜，同放石臼内打烂，捏成饼，晒干为末，每斤入蚌子壳煅灰研粉四两，再将老蒜打膏为丸，桐子大，每服百丸，空心食后白汤下，一日三服效。

---

① 老：原作"者"，据文义改。

### 治大人小儿痞积

将水红花子为细末，以面和作一处，少加麝一厘，放痞上以熨斗烙之，数次即愈。

又

水红花子熬膏，入麝少许，贴之亦效。

### 治痞块

用水红花新鲜者，同老蒜打烂，量入皮硝一二两，捏成饼，比痞块大一围，放痞上用袄扎紧，待干再换，则痞亦消。

又

红芥菜子（即猪血芥）不拘多少，生姜汁浸一宿，大约芥子一酒杯，加麝香一钱，阿魏三钱，同捣极烂，如膏药摊青布上，贴患处，外用汗巾扎紧，一宵贴过，断无不消。

### 又，名药猪胞

麝香一钱　阿魏三钱　水红花子　大黄　归尾　甘遂　急性子　甘草各五钱

上为细末，用猪水胞一个，量痞块大小，用尿胞大小，装入干烧酒半胞，将前药末放入胞内，紧扎住口，用白布将胞兜扎于患处，俟块化尽即去之，不可迟也。

### 治痞块八反膏

鳖头　苋菜　葱　蜜　甘草　甘遂　芫花　海藻　阿魏　鳖甲　水红花子

上应为末者为末，应捣烂者捣烂，入末再捣，如和不匀，加烧酒调之，先以水调白面作圈，围痞上，约①六七分厚，其药敷在痞上，外用锡注二把，放烧酒在内，熨痞上，冷则更换，

---

① 约：原作"大"据下文改。

至痞内动痛方止，明日大便下脓血即除根。

### 治气癖，在小腹上攻冲心痛

用穿山甲片土炒脆为末，砂糖调陈酒送下，每服三钱，止痛如神。如不能饮，糖酒调亦可。

### 化癖膏

治块如活鳖能行动，诸药不效者。

每日空心，将靛花三四五匙冲热陈酒内，服至十日即不动，服一二月即消尽矣。外用敷之。

### 治大人小儿癖块方

甘草　甘遂各三钱　硇砂一钱　木鳖子四个，去壳　苋菜三钱　鳖肉一两　葱头七个

上加蜜少许，捣成膏，以狗皮摊贴，如药干用葱蜜润之，二次即消。

### 治癖块方

腹中绞痛，面黄肌瘦者，愈有应验。

真陈阿胶一两，蛤粉炒松研细　九制陈胆星五钱，人乳浸，微火烘研　川贝母一两，去心　麝香四分，忌见火　鳖甲三个，必要九骨七骨者佳，真麻油炙脆黄，研

以上五味，共为细末，用无蜡真柏油二两，火熔开后，入前药末在内搅和，每服用干腐衣，温水浸软，取乳腐大一块，包药约一分五厘，不拘滚汤、饭汤、茶、酒送下，清晨服三包，饭后服三包，不必多服，柏油用三两亦可，极重者两料必愈。

### 治伤寒结胸停食方

陈香糟六两　生姜四两　水菖蒲根四两　盐二两

上炒热为饼，敷胸前，以火熨之，内响即去，如口渴，任

吃茶水，待大便利下，恶物即愈。

### 治腹内虫痛方

乌梅一个　老姜二片　榧子十粒　花椒十四粒

上加黑糖少许煎服，虫尽出矣。

# 膈

### 治膈食臟胀效方

五六月，用老生姜二三斤或四五斤，放在竹篓或麻布袋，浸在粪缸内，七日取出洗净，竹刀刮去皮，切片，空中吊着，阴干为末，每服三钱，火酒调下，不过三服即愈。

### 治一切痰膈食膈效方

黑砂糖一斤　连皮老生姜一斤

将二味共捣如泥，成膏入瓷罐内封固，埋干燥净黄土地内，七日取出，每日和滚水服之。

### 缪仲淳秘传膈噎膏

人乳　牛乳　蔗浆　梨汁　芦根汁　龙眼肉浓汁　姜汁　人参浓汁

上八①味俱等份，惟姜汁少许，隔汤熬成膏子，下炼蜜，徐徐频服之，其效如仙丹，更须安心平气，勿求速效。

### 又

好陈酒一斤　米糖十两　贝母二钱　砂仁二钱　广木香二钱　广陈皮二钱

上咀片入瓷瓶内，箬叶扎紧，上放米一撮，重汤煮，以米

---

① 八：原作七，据文义改。

熟为度，每日清晨服一大杯，药完病瘥。

又

糖坊内上好糖糟一斤，加水姜四两，先将糟打烂，和姜再捣，做小饼晒干，放瓷瓶内，置灶烟柜上，每日清晨，将饼一枚，泡滚水内，少停饮汤，已经屡试屡验。

**治噎食**

生藕汁　生姜汁　雪梨汁　萝卜汁　甘蔗汁　蜂蜜　白果汁　竹沥

上各一盏和匀，饭上蒸熟，任意食之。

**治翻胃膈气**

此症必起于肠枯血燥，大便三四日·次，粪如马栗，若如羊屎者不治，口常吐白沫者不治。

牛乳　羊乳　人乳

不拘分量，总宜常服，生血润肠之妙药。

又

青州柿饼五六枚，饭上蒸熟食之，不用汤水，常服即愈。

**治噎膈气不通方**

用鸡嗉烧研，入木香、丁香、沉香、红枣，丸服。

**治膈气暂开关方**

用荔枝一个去核，将蜒蝣一条，放在荔枝肉内，将冰片三四厘掺在蜒蝣上，即将荔枝肉裹好，仍放在荔枝壳内扎好，即令病人含在口内，有冷涎水渗出，可徐徐咽下，俟一时许，蜒蝣即化完，亦无水渗出，令病人连壳吐去，只服一次，可以立进饮食，逾四五月，但不可令病人知之，恐其嫌秽不肯吃也。

## 便闭

### 五子丸

治老人大肠燥结等症。

火麻仁　紫苏子　松子肉　杏仁炒，去皮尖　芝麻炒

共研如泥，瓷器收贮，每服一丸弹子大，蜜水化下。

### 治大便不通

皮硝三钱，水化开　香油一盏　皂角末五分

上三味入猪胆内，再用竹管，一头入胆口内用线扎紧，一头入谷道内，用力将猪胆一挤，其药入脏立通。

### 治大便燥结

用鸡子白一二枚，生食即愈。

### 治老人大便艰涩方

熟地三钱　山药四分　山萸肉一钱　茯苓一钱　丹皮一钱
泽泻一钱　人乳半杯　白蜜五钱

先将六味煎汤去渣，后入人乳、蜜煎一沸，空心温服，一二剂愈。

### 治小便不通

独囊大蒜一个　栀子二十一个　盐一匙

共捣敷脐中，良久即通，若不通，敷阴囊上立愈。

### 治中暑，大小便不通

用田螺三枚捣烂，入青盐三分，摊成膏，贴在脐下一寸即愈。

## 风寒湿痹

治太阳风寒头痛及半边头痛。

生姜三片，将桑皮纸包好，水湿，入灰火中煨热，乘热将印堂、两太阳各贴一片，以带缠之，立愈。

### 治半边头痛，因风寒而起者更效

肉桂心一分　麝香二厘　人言一厘　北细辛半分　辛夷半分　胡椒十粒

共为末，用枣肉捣丸，如豌豆大一粒，放膏药中心，贴准太阳穴内，一日见效。如壮年火盛者，愈后服黄芩、大黄泻火，即日自愈。

又

白芷　细辛　石膏　乳香去油　没药去油

上等份为末，吹入鼻中，左痛吹右，右痛吹左。

又

此治暑天甚怕风，亦欲绵裹头，极重之症。

用鹅儿不食草阴干，将上好烧酒浸一宿，日间晒干，晚间又浸，如此七次。若右边痛，将此草塞右鼻，左痛塞左鼻，约一时许，鼻流冷水尽即愈。

### 治箭风方

俗名鬼箭打，或头项、手足、筋骨疼痛，半身不遂等疾，照方一服即愈，真仙方也。

山甲一钱，炒，研　白薇二钱　泽兰三钱

照分量好酒煎服。

### 治一切麻木痹症，痛风历节

虎骨木通煎汤，频频多吃即愈。

### 治痛风，历节，四肢疼痛

用醋磨硫黄敷之，或用葱白杵烂，炒热熨之。

### 又

红花　白芷　防风各五钱　威灵仙三钱

酒煎服取汗，三服全愈。

### 治脚气，足疾，肿痛拘挛

川牛膝　威灵仙

各等份为末，蜜丸，每服五十丸，空心服。

### 治痹方

真茅山苍术五斤，洗净泥垢，先以米泔水浸三宿，用蜜酒浸一宿，去皮，用黑豆一层，拌苍术一层，蒸二次，再用蜜酒蒸一次，用河水在砂锅内熬浓汁，去渣，隔汤炖，滴水成珠为度，每膏一斤，和炼蜜一斤，白汤调服。一老人专用此方，寿至八十余，身轻体健，甚于少年。

### 治风寒湿痹药酒方

川羌一钱　川桂枝一钱　归身一钱五分　秦艽一钱　金毛狗脊一钱五分　虎骨一钱五分　防风一钱　杜仲二钱　川断一钱　川芎八钱　晚蚕沙二钱　熟附子一钱

加桑枝三钱，生姜一大片，大枣二枚，陈酒二斤浸，煎服。

### 治湿气初起法

嫩松枝　小松秧不拘多少

将二味入石臼内捣烂，倾入陈酒，绞取浓汁，炖热随量饮醉，醒时痛即止，多饮几次更好。

### 七制松香膏

治湿气第一神方。

松香三斤，第一次姜汁煮，第二次葱汁煮，第三次白凤仙汁煮，第四次烧酒煮，第五次闹杨花汁煮，第六次商陆根汁煮，第七次红醋煮。

桐油三斤　川乌　草乌　苍术　官桂　干姜　白芥子　蓖麻子以上各四两　血余八两

上八味，共入桐油，熬至药枯发消，滴水成珠，滤去渣，入牛皮膏四两烊化，用前制过松香，渐渐收之，离火加樟脑一两，好麝香三钱，厚纸摊之，贴患处神效。

### 九制松香膏，名九汁膏

上好片松香三斤，用清水煮烊，拉拔过，倾去水，再换水煮，再拉拔换水，如此以十遍为度，将松香研末，用姜汁、葱汁、白凤仙汁、烧酒、闹杨花汁、商陆根汁、韭菜汁、童便，挨次将松香拌，浸①透晒干，作八次制过，其第九次，将好醋少许不可多，再拌松香晒干，研极细末。

川乌　草乌　苍术　上肉桂　白芥子　干姜　蓖麻子以上各四两　血余八两

另用桐油三斤浸药，春五、夏三、秋七、冬十日，熬枯，滤去渣，再熬，先入广胶四两，俟溶化后，将制过松香末，筛入收之，离火入樟冰一两，待冷入麝香二钱，搅匀收贮，摊贴神效。

### 见睍膏

专治风寒湿气，骨节疼痛，历节痛风，痿痹麻木不仁，鹤

---

① 浸：原作"津"，据文义改。

膝风，偏头风，漏肩风等症，并治跌扑闪锉等伤，阴症无名肿毒。已破烂者勿贴，小儿孕妇勿贴。

活短头发晒干，二两，用壮年人剃下者　大黄　灵仙　雄鼠粪各一两　川乌　草乌　刘寄奴各八钱　土鳖虫大者三十个　羌活　独活　红花　蛇床子　苍术　当归　生南星　生半夏　白芥子　桃仁各五钱

上十八味，俱切碎。

樟冰一两　甘松　山奈　花椒　猪牙皂　山甲炙，研　荜茇　没药以上各三钱，不必去油，同乳香炙热，同众药研细　乳香五钱　白芷五钱

上十味，研极细末。

新鲜烟叶汁一斤，松香六两收，晒干　新鲜商陆根汁一斤，松香六两收　新鲜闹羊花汁半斤，松香三两收　新鲜艾叶汁半斤松香三两收　白凤仙花汁半斤，松香三两收　老生姜汁半斤，松香三两收　葱汁半斤，松香三两收　韭汁半斤，松香三两收　大蒜汁四两，松香二两收

用足秤，秤麻油二斤四两，先将头发入油熬半炷香，再将前药入油熬至焦黄色，不可太枯，即滤去渣，入前松香熬化，再将丝绵滤去渣，再熬至油面起核桃花纹，先加入极细密陀僧四两，再徐徐加入好西硫黄末一斤，投此二味时，务须慢慢洒入，不可太多太骤，以滴水成珠，离火待温，然后掺入细药搅匀，瓷器收贮，熬时须用桑枝不住手搅，青布摊贴，每张净药重四钱，临时加肉桂末五厘，细辛末二厘。

**集宝疗痹膏**

川乌　草乌　南星　半夏　当归　红花　羌活　独活　大黄　桃仁各四钱　山甲一两　白芷五钱　肉桂一两　麻油一斤

□<sup>①</sup>汁一碗　姜汁一碗　松香一斤　陀僧二两　硫黄半斤

上收煎好，加乳香、没药、血竭、胡椒、樟冰、细辛、牙皂末各二钱，若加商陆根、凤仙、闹羊花、鲜烟叶、鲜蒜、鲜豨莶等汁更妙。

### 摩腰膏

治老人、虚人腰痛，妇人带下清水不臭者，虚寒者宜之。

附子　川乌　南星各二钱半　川椒　雄黄　樟脑　丁香各一钱半　干姜一钱　麝香一分

上为末，蜜丸弹子大，用生姜自然汁，化开如糜，蘸手掌上烘热，摩腰中痛处，即以暖帛扎之，少顷，其热如火，每日饭后用一丸。

### 摩风膏

治风毒攻注，筋骨疼痛。

蓖麻子净肉，研，一两　川乌头生，去皮，五钱　乳香一钱半，研

上以猪油研成膏，烘热涂患处，以手心摩之，觉热如火效。

### 治寒湿气方

真白芥子研烂，陈暗醋调摊厚双皮纸上，做夹纸膏，以针密密刺孔，先将新棉花薄薄铺一层，放在患处，然后将夹膏贴在棉花上，片时即似火燃，热过即揭去，棉花以薄为妙。此膏不可预制，须要临时调合，摊就即贴。

## 针灸

### 雷火针

治风寒湿毒留住经络，痛肿不散者。

---

① □：底本缺，疑作"葱"。

苍耳子肉<sub>去油</sub>　乳香　没药<sub>各三钱</sub>　羌活　川乌　穿山甲<sub>土炒</sub>　丁香　麝香　茯苓　猪苓　黑附子　泽泻　大茴香　白芷　独活　广木香　肉桂<sub>各一钱</sub>

上共研细末和匀，先将蕲艾揉绵，用纸二层，铺于上捍薄，以药末掺上，要极密，外用乌金纸卷紧粘固，两头用线扎紧，用时以手捺患处，用墨点记，将针在火上烧着，用红布二三层，铺于痛处针之。

又

蕲艾<sub>一两，搓熟成绒</sub>　辰砂<sub>二钱</sub>　乳香　没药　雄黄　桃树皮　川乌　草乌　硫黄　山甲<sub>各一钱</sub>　麝香<sub>五分</sub>

上为细末，作针按穴针之，忌尻诸神值日。

### 三气合痹针

乳香　没药　牙皂　羌活　独活　川乌　草乌　白芷　细辛<sub>各五分</sub>　肉桂　苍术　雄黄　硫黄　山甲　樟冰<sub>各一钱</sub>　麝香三分

艾绒<sub>一两半作针</sub>。

### 百发神针

治偏正头风，漏肩，鹤膝，寒湿气，半身不遂，手足瘫痪，痞块腰痛，小肠疝气，痈疽发背，对口痰核，初起不破烂俱可用，各按穴针之。

乳香　没药　生川附子　血竭　川乌　草乌　檀香末　降香末　大贝母　麝香<sub>各三钱</sub>　母丁香<sub>四十九粒</sub>

净蕲艾绵<sub>一两或二两作针</sub>。

### 消癖神火针

蜈蚣<sub>一条</sub>　木鳖　五灵脂　雄黄　乳香　没药　阿魏　三棱　蓬术　甘草　皮硝<sub>各一钱</sub>　闹羊花硫黄　山甲　牙皂<sub>各二钱</sub>

麝香三钱　甘遂五分　艾绒二两作针。

## 阴症散毒针

乳香　没药　羌活　独活　川乌　草乌　白芷　细辛　牙皂各五分　硫黄　山甲　大贝　五灵脂　肉桂　雄黄各一钱　蟾酥三分　麝香三分　艾绒一两半作针。

## 香硫饼

治寒湿气。

麝香二钱　辰砂四钱　硼砂二钱　细辛四钱，以上俱为细末角刺二钱　川乌尖二味俱用黄酒半斤煮干为末　硫黄六两四钱

上先用硫黄、角刺、川乌，入铜勺内，火上化开，再入前四味末搅匀，泼在干净土地上，候冷取起，打碎成黄豆大，用时以干面捏成钱大，比钱薄些，先放在患处，置药一块在上，以香火点着，连灸三火即愈。

## 蒸法

治腿膝疼痛，风寒湿三气，伤及足膝，名为足痹。

川椒一把　葱三大茎　盐一把　小麦麸面四五升

上用醋和，湿润得所，炒令极热，摊卧褥下，将所患腿脚就卧熏蒸，薄衣被盖，得汗出匀遍，约半个时辰，待一两个时辰，觉汗稍解，勿令见风，立效。

## 熨寒湿痹痛麻木不仁妙方

川乌　草乌　荜茇　甘松　山奈各五钱

上为末，炒热布包熨痛处，神效。

## 熨背法

治胸背疼痛而闷，因风寒湿而起者。

肉桂心　附子　羌活　乌头　细辛　川椒各一钱半　川芎一钱

上共为细末，以帛包之，微火炙令暖，以熨背上，取瘥止。

## 黄疸

### 治疸神饮

将茵陈草煎浓汤，每日以多吃数次为妙，要忌晕腥鱼肉，并忌盐味，而淡食则能速愈，此草真治疸神药也。若腹中不快，量加神曲、麦芽同煎服之，更无他药功能胜此者，若小便不利，或以车前子汤同吃，或用瓜楼根打汁，碗许服，连服更效。

### 札黄疸方

雄鲫鱼一个，去头骨止，用背上肉两块　胡椒每岁一粒至十粒止，研细　麝香三分

上二味同舂烂，麝香另加，不必同舂，恐粘染臼上，将蛤蜊壳填满，合于病人脐上，用绢缚紧，一日夜即愈。

## 河白

### 治河白良方

将栀子黄同鸡子白，飞面捣成饼，贴脐内，再以茵陈草、通草、甘草、灯草，煎汤服之，名四草汤。

## 中暑霍乱

治中暑昏眩，烦闷欲绝急救方。

取田中干泥做一圈，堆在病人肚上，使少壮人撒尿于泥圈肚脐中，片时即得生矣，苏后不可饮冷汤，须进温米汤。

又

挖地深三尺，取新汲水，倾入坑内，搅浊饮数瓯即愈。

**治中暑法**

用大蒜一握，同新黄土研烂，以新汲水和之，滤去渣，灌入即活。凡中暑伤暑，不可便与冷物，俟稍苏方可投冷物，则中气运动无患也。

**治伤暑霍乱神方**

丝瓜叶—片　白霜梅肉—枚并核中仁

上同研极烂，将新汲水调服，入口立瘥，切不可即饮热汤。

又

取扁豆叶捣汁一碗，饮之立愈。

**治伤暑急暴霍乱吐泻方**

陈皮　藿香各五钱

上用土澄清水二杯，煎一杯，服之立愈。

**急救霍乱吐泻抽筋危症方**

不问转筋霍乱，令人偃卧，将膝下腕内，以手蘸温水轻轻急拍，直待紫红筋现起，用瓷锋刺出血立愈，此名委中穴，在膝后对面。

**治干霍乱煎方**

上不得吐，下不得泻，身出冷汗，危在顷刻者。

食盐—两　姜五钱，切片

同炒变色，以水一大碗煎服，吐出自愈，不可热服，好后切不可遽吃饭食，俟饿极后，方可吃稀粥。

**治干霍乱方**

只一样腹痛，绞痛不可忍者，切不可吃药，并热汤水，一吃即死。将冷水一碗，调入食盐二三钱吃下，吐则再吃，多吃多吐，则邪散而愈。

## 消渴

### 玉泉散

治消渴之神药也。

白粉甘葛　天花粉　麦冬　生地　五味子　甘草　糯米

上服一剂。

### 还津丸

生津止渴。

霜梅　乌梅各二十五个，俱去核　苏薄荷末一两　冰片一分
五厘　硼砂一钱五分

共研极细为丸，每含一丸，津液立至。

### 消渴润燥方

白蜜　人乳酥各一斤

上溶化一处，每日不拘时服。

### 消渴方

用缫丝汤饮之。

## 瘟疫

### 辟瘟丹方

此药烧之，能令瘟疫不染，空房内烧之，可辟秽恶。

乳香　苍术　细辛　川芎　甘草　降香各一两

再加檀香一两亦可，共研细末，枣肉为丸，如芡实大。

### 神圣辟瘟丹

苍术为君，倍用　羌活　独活　白芷　香附　大黄　甘松

山奈　赤箭　雄黄各等分

上为末，面糊丸，如弹子大，黄丹为衣，晒干焚之。

**治大头瘟方**

头面腮际，肿胀极大，寒热交作，甚者崩裂出脓，不可敷药，恐邪气入内，以至于死。

人中白即马桶底下尿垢也

火煅研末，每服二钱，白滚汤调服。

又

将好青黛末，白滚水调服二钱。

又

只用马蓝头一把捣汁，将鹅毛搽上，一日五六次，热气顿出，亲验真神方也。

**治抱头火丹，即大头瘟**

将扁柏叶捣烂，用鸡子清调敷，神效。

**治鸬鹚瘟方，两腮肿胀，憎寒恶热者**

外用赤豆半升为末，水调敷。或用侧柏叶捣烂敷之，内用薄荷浓汤热服。


**痧**

**治痧胀腹痛方**

凡痧胀，夏日多患此症，面色紫赤，腹痛难忍，使饮热汤便不可救，即温汤亦忌，如遇此症，速取生黄豆，咀嚼咽下，约至数口，立刻止痛，平人食生豆，最引恶心，止有痧胀人食之，反觉甘甜，不知腥气，此方既可疗病，且可辨症，真奇方也。

## 沉香郁金散

治痧气寒凝，以及腹痛。

沉香　木香　郁金各一钱　乌药三钱　降香二钱　细辛五钱

上忌见火，生研为细末，每服三分，将砂仁汤稍冷送下。

## 痧药方，名火龙丹

牛黄一钱　麝香二钱　冰片二钱　朱砂二两，研飞　荜茇一钱
真金箔一百张　雄黄三两，研细　火枪硝一两　硼砂五钱　牙皂一钱

各研极细，端午午时合，如痧胀腹痛，将此药嗅鼻中，并
放舌尖上，吃下亦可。

## 又名蟾酥丸

雄黄三钱　麝香三分　木香一钱　丁香一钱，以上俱不见火
苍术三钱　蟾酥一钱　石菖蒲一钱，炒　山慈菇一钱半，炒

上共为末，火酒化蟾酥为丸，如粟米大，朱砂为衣，如难
丸少加米饮，每用二三丸，放舌尖上化下，加入西牛、黄金箔，
端午日午时合尤妙。

## 又

沉香镑，研细　母丁香　朱砂水飞　雄黄以上各五钱　广木
香一两　麝香三钱　茅山　苍术米泔浸，去毛净末，二两　真蟾酥
三钱

上俱忌见火，为细末，各称准分量，将火酒化蟾酥为丸，如
丸不就，少加米饮，丸如粟米大，每服二三丸，放舌尖上化下。

## 神妙痧药方

北细辛三两　荆芥六钱　降香末二钱　郁金一钱

上共为末，每用一茶匙，放舌上，冷茶送下，或津唾咽下。

## 白痧药方

白胡椒一两　牙皂一钱　火硝　檀香末　明矾　丁香　蟾酥

以上各三钱　北细辛二钱　冰片　麝香各五分　金箔量加。

## 瘰疬

### 内消瘰疬痰毒方

未穿破者为痰核，已穿破者为瘰疬，三五个连者为痰串。

用羊角数对，以威灵仙四两，共入瓦罐内，加清水煮数沸，候角软取出切薄片，用新瓦烧红，将角铺上，焙炒过，研细，每灰一两，加广木香一钱，白芥子三钱，共为末，炼蜜为丸，用槟榔煎汤下，或夏枯草汤下亦可，服至七日后，大便下如黑羊屎，小便出黑水自消，妇人如烂开两胁，服之亦效。忌生冷、煎炒、房事。

### 内消瘰疬应验方

土贝母　白芷各五钱

共为末，糖霜调陈酒下三钱，重者三服愈。

### 治痰核方

半夏末、川贝末各一分，用鸡蛋大头穿一孔，不破内膜，入药在壳内膜外虚空处，如虚人，再加入参末三分和入，以纸封固，竖饭锅内蒸熟吃之，每日一个，久之自愈。

又

每鸡子一个，入贝母末三匙，照上法蒸熟，夏枯草汤或银花汤下。

### 取疬核法，名提疬丹

水银　硼砂　火硝　明矾　皂矾　食盐各一两　朱砂二钱

用粗瓦盆放前药，上合粗碗一只，盐泥封固，炭火炼三炷香，先文后武，冷定取出，升在粗碗上药，白米饭捣丸绿豆大，朱砂为衣，每用一丸，放疮上，棉纸封二三层，一日夜急揭起，则核随纸带出，丸可再用。

### 治瘰疬方

好胡桃一枚，劈做两半，将一半挖去肉，以蝉蜕[①]塞实，对合，用山泥包好，煅存性，研细，陈酒下，每日服一枚，一月愈。

### 治瘰疬结核

九真藤<sub>即何首乌藤</sub>洗净，日日生嚼，并取叶捣涂之。

### 蝙蝠散

治瘰疬多年不瘥。

蝙蝠<sub>一个</sub>　猫头<sub>一个</sub>

上同烧作灰，撒上黑豆，煅其灰骨，化碎为细末，湿即干掺，干则油调敷，内服五香连翘汤效。

### 治痰核瘰疬方

用鼠粪拣两头尖者为雄，两头圆者为雌，拣开各晒干研末，男用雌，女用雄，将鸡子一个，顶上打一小洞，倾去白，但存黄，入鼠粪在内，以满为度，搅匀用皮纸封固小洞，饭上蒸熟去壳，临睡时搓碎，大酒送下，隔一日再服，虽远年破烂者，不过三四枚而愈，未破者即消。

### 燕鼠膏

治瘰疬痰核，痈疽发背肿毒。

全蝎<sub>热水浸透，洗三次，晒干净，二两</sub>　白芷　黄连　黄柏　黄芩　当归　山甲<sub>各一两</sub>　生地　赤芍<sub>各五钱</sub>　官桂<sub>二两</sub>　海藻<sub>二两五钱，洗三次，晒干</sub>　番木鳖<sub>五钱，切碎</sub>

---

① 蝉蜕：原作为"蝉脱"，据正文改。

用麻油一斤四两，浸药五日，熬焦黑色去渣，将净油秤准，每油二两，用飞净黄丹一两，收滴水不散，先入白占一钱五分，黄占三钱，即下黄丹，再下杭粉一两，用桑枝不住手搅成膏，候冷入水浸三四日，再用文火溶化，再入：没药三钱，去油　阿魏三钱　麝香一钱　血竭二钱　朝南燕窝泥五钱　雄黄一钱　朱砂一钱　两头尖七钱　白升丹四钱

以上各药，为极细末，入膏内搅极匀，用时隔汤溶化摊贴，勿见火。

## 白升药方

水银　皂矾　火硝　白矾　炒熟盐

共研极细，照升三白头法升之。

## 治瘰疬敷药方

疮已破，脓正多，疮正肿，用此敷之，呼脓退肿。

蚯蚓粪韭菜，地上者佳　细芽茶炒灰存性　肥皂核独核者，煅存性　蜣螂虫用泥包，煅存性　壁虎瓦上焙干　猫头骨炙　雄鼠粪焙

上各等分，共为细末，和生麻油调敷，每日清晨，用药汤洗净敷之，一日洗五六次，敷五六次，待脓干即用膏药贴之。

## 敷痰核瘰疬方

生南星　生半夏各三钱　海藻　昆布各二钱　麝香　冰片各二分　红花　牡蛎各二钱　青盐六分

上俱生研极细末，另将白及两许，切片煎膏，和前药做成挺子，晒干，用时磨敷。

又

生南星　生半夏　生大黄各一两　大贝母　昆布　海藻海浮石　铜绿　明矾各五钱

上用商陆根汁、葱汁、姜汁、蜜，四味调敷。

又

用铅三两，铁器中熬久，当有脚如黑灰，取此灰和脂涂疬上，或用醋调涂，以旧帛贴之，数换旧帛，拭去恶汁又贴，如此半月许，不痛、不破、不作疮，内消为水而愈。

### 大红膏

治痰核瘰疬，不分新久，未穿破者。

南星二两　银朱　血竭　消石　潮脑各三钱　轻粉　乳香各二钱　猫头骨一具，煅　石灰一两　大黄五钱，切片，同石灰炒红色，去大黄不用

上共为末，陈醋熬稠，调药敷核，三日一换，敷后绉皮，核不消①者，另换紫霞膏贴之，其核自消。

### 痰核瘰疬膏

治未穿破者，贴之即消。

猫头骨牙爪一付火煅存性　蜣螂虫炙　磁石醋煅，各五钱　乳香　没药各一钱，去油　生明矾五钱，入雄猪脚爪壳内，煅存性　海藻一两　大贝母一两　蓖麻子肉五钱

用麻油四两，同上海、贝、麻三味，熬至滴水不散，滤去渣，入乳、没再熬，将稠离火，乘滚入猫头、蜣螂、磁石、飞矾搅匀，炖冷水中出火气，乘软取起打条，临用摊贴，凡去渣后入细药时，仍用青州丹，少加松香黄蜡，看老嫩得宜，方入猫头等末，始易成膏，如已穿破，再取客厕梁上尘加入。

### 治痰核疬疮立消膏

五台头草汁四五碗，煎至数十滚，用松香半斤，收干汁水，

---

① 核不消：底本缺，据文义改。

用麻油四两，煎熬滴水成珠，松香收油成膏，用蓖麻子肉三两，千捶成膏，要红，加银朱，要绿，加铜青，要黄，加雄黄各一两，再五台头草，收入瓶内作烂，去渣，取汁亦妙。

### 瘰疬收口药方

龟板煅过埋地中四十九日，如要紧埋七日亦可　青果阴干，煅

上同研细末，收口神效。

# 疟

### 治三日大疟神妙方

用活大乌龟一个连壳，左右肩上，各攒一孔，近尾处亦攒一孔，以明雄黄九钱研细，每孔掺入三钱，外以瓷黄泥包固，勿令泄气，炭火上煅存性，研细，每服准一钱，空心陈酒送下，二三服即止。

又

用陈香圆一个去顶皮，大者每只加透明雄黄三钱，中者二钱，小者一钱。雄黄须研细掺入香圆内，炭火中煅存性，再研极细，每服七分，用软腐衣分作六七包，干咽下，此日不可吃汤水，任其呕去顽痰即愈。

### 截疟丹

斑蝥[①]　巴豆肉　朱砂各一钱　麝香二分　雄黄一钱五分　蟾酥五分

上用黑枣二、三个，捣丸如绿豆大，贴眉心穴，一周时揭下，投长流水中。

---

① 斑蝥：原作为"斑猫"，据正文改。

又

只闻香气，不必煎食，亦可愈疟。

常山　草果　川乌　草乌　陈皮　甘草各一钱

上将绢袋盛贮，闻于鼻间即止。

## 贴脐截疟丸

胡椒　雄精

上二味等分研末，将饭研烂为丸，如桐子大，外以朱砂为衣，将一丸放在脐中，外以膏药贴上，疟即止，亲验。

## 治诸疟代参丸

白术一斤，土蒸　生姜一斤，捣出汁，拌白术渣，晒干

上为末，将黑枣一斤，煮烂去皮核为丸。

## 治疟方

虚寒疟更效，孕妇忌贴。

桂心一分　麝香三厘　川椒七粒　雄黄七厘

共研极细末，纳脐中，外以膏药贴之。

## 治不论单双疟方

用大荸荠，将好烧酒自春浸至秋间，如疟至不贪饮食，食则胀满不下者，每日服荸荠两个，三日即愈。

# 泄泻

## 治老幼脾泻久不愈神方

饭锅粑四两，净末　莲肉四两，去心净末　白糖四两

上共和匀，每服三五匙，一日三次，食远服。

## 止久泻丸

治一切久泻，诸药无效，服此一服自愈。

黄丹飞过　枯矾　黄蜡各一两　石榴皮八钱，炒

将蜡熔化小铜勺内，再以丹、矾二味细末投入，乘热为丸如豆大，空心服五丸，红痢，清茶下；白痢，姜汤下。

### 治白泻不止神效方

干饭锅粑二两　松花二两，炒　腊肉骨头五钱，烘脆

共为末，砂糖调，不拘时服即止。

### 治脾泄方

陈火腿骨煅存性，研末　红曲　松花

上三味各等分，砂糖调，陈酒送下。


# 痢

### 治痢初起法

不问男妇室女妊娠小儿，皆能治之，无有不效。

白萝卜二三斤，洗净连皮，放石臼内捣碎，绞取浓汁。如十岁以内小儿，每日吃一饭碗，大人每日吃二三饭碗，俱要冷吃，不必见火，忌荤腥杂味，并治疫痢如神。

又

水晶糖四两，如赤痢，用浓苦茶一杯；白痢，用姜汁一杯；赤白兼痢，用浓茶、姜汁各半杯，将水晶糖入内炖烊服，见粪即愈，吃至二服，无不见效，亲验。

### 治噤口痢

此系元气虚极者。

人参三钱　石莲肉炒，二钱　黄连二钱　鲜荷叶一片　老黄米一撮

水二钟，煎六分，入木香末三分，和匀服，积未净者，加

山楂二钱，槟榔、枳壳各七分。

又

米粒不下，百药不效者。

用五谷虫焙干为末，每服二三钱，米汤下。

又

不能饮食者。

用乌梅肉和蜒蚰捣烂成丸，含口内片时，即能饮食，乌梅渣不宜咽下。

又

苍术　甘草　陈皮　厚朴

上各等分为粗末，用布包之，放在肚上，将熨斗盛火熨布上，逼药气入腹，病者觉腹中爽快，即将药放枕头下，以受药气，一日连熨三四五次，痛痢渐止，口中即饮食矣。

### 治赤白痢并水泻

车前子炒　红曲炒　赤石脂　滑石

上各等分为末，砂糖调，每服三钱，滚水送下，一二服即效。

### 治赤白痢

不论初起、久痢，俱可用。

柿饼一个，开一口，入白蜡三分在内，将纸包好扎住，以水湿透纸，放在灰火中煨熟食之，大人两个，小儿一个即愈。

### 治赤痢

木耳灰　槐米灰　红曲灰

砂糖调，空心服。

### 治赤痢久不愈者

初起者，宜先服通利清湿热之药几剂，然后用此方。

用新鲜红菱、连壳捣烂，绞自然汁一饭碗，露一宿，加白糖霜少许，隔汤炖略温，清晨空心服，每日一服，两三服必愈。加糖者，恐其味涩也，如不畏涩，即可不加。

## 香参丸

治痢极效，百发百中之药也。

木香四两　苦参酒炒，六两

上为末，将甘草一斤熬膏，丸桐子大，每服三钱。白痢，姜汤下；红痢，甘草汤下；噤口痢，砂仁莲肉汤下；水泻，猪苓泽泻汤下。

## 治久痢如神

用刀豆荚，饭卜蒸熟，洋糖蘸食，一二日即愈。

### 又

陈火腿骨煅存性，四钱　黄连姜汁炒，一钱　砂糖炒干，四钱
乌梅肉五分

上共为末，将乌梅煮烂捣丸，每服三四十丸，空心黄米汤下。

## 治久痢虚滑不禁可以实肠

里急后重腹痛者，不可服。

用臭椿树皮根，切碎酒拌炒，为细末，用真阿胶，水化开和为丸，如桐子大，每服三五十丸，空心米汤下。

## 治久痢

初起者不可服。

松花三钱　地榆二钱　干荷叶二钱　臭椿树根皮一两，取向东南者，去外粗皮

上为细末，白痢，红糖调，红痢，蜜调，红白相兼，蜜与糖调，加温水少许，每服二钱，忌面食、荤腥油腻等物。

又

乌梅四个，煅略存性　白滑石淘净，二钱　臭椿树根皮一两，取在土者剥净皮，晒干为末

上用陈米饭捣为丸，每服四五十丸，空心米汤下。

## 治痢方

不拘赤白泄泻痢至八九年者，三四服即愈。

香薷①二十两　藿香十两　苏叶七两五钱　木瓜五两　檀香二两五钱　木香二两　赤苓五两　甘草一两五钱　厚朴五两　枳壳五两

上为末，蜜丸弹子大，约重二钱，每服一丸，白痢，淡姜汤下，红痢，木香汤下，其余开水下。

### 治久泻久痢方

陈石榴皮酸者焙干，研细末，每服三钱，米饮汤下，患二三年或二三月，百方不效者，服之即止，不可轻忽。

### 治休息久痢

但痢而后无重痛者。

用壮大猪小肠一条，不落水，将箸顶翻转，出肠中油腻秽浊刮下，但将刮下之物，在瓦上炙焦干，存性研末，用砂糖少许，空心调服。一条肠垢，大者分作二服，小者只作一服。若翻转肠内有粪，先去其粪，但刮其近肠之血腻油垢炙用，重者吃两三条，肠垢必愈。

### 治赤白久痢

腹中不痛者。

桂圆七个　粟壳七个　荔枝七个　建莲七粒，去心

水二碗，煎八分，空心服，朝服可以一日不痢，晚服可以

---

① 薷：原作"茹"，据正文改。

一夜不痢，亲验良方。

### 治毒痢方

下脓血者是。

金银花一两，煎汤送香连丸三钱。

# 脱肛

### 润肠散

治痢后脱肛。

鳖头灰　五倍末　伏龙肝　生矾末　赤石脂　诃子肉各五钱，俱晒干

上为极细末，葱汤洗净，掺于肠头上，频频换之，以愈为度。

### 治脱肛方，名倍矾煎

五倍子三钱　白矾少许

上为末，水一碗，煎汤洗之立效，若妇人产后脱肛，五倍子末掺之。

### 缩肛散

鳖头一个，煅　枯矾三分　五倍子煅，三分

共研极细掺之。

### 又

用爬墙草煎汤温洗浸，肛随浸随缩上。此草地上生根，一路沿墙而上者，但有二种：一种叶大似丝瓜叶者，不可用，须小叶如茶匙样光[1]亮者。

---

① 光：原作"九"，据文义改。

## 痔漏

### 缩痔秘方

内痔落下。

用大团鱼头一个，火煅为末，搽痔上，即刻收进，亲验。

### 治外痔疼痛坐卧不得者

大田螺八九个，将针挑开靥盖，入冰片、白矾末少许在内，以螺尖埋土中，令其盖仰上，经一宿取螺水，以鸡毛搽痔上，六七次即消愈。

### 熏洗痔方

五倍子三四个　皮硝一撮

水二碗煎浓，先熏后洗，一二次即愈，绝妙。

### 治痔漏丹方，名长明酒

用积年旧琉璃灯，洗净油腻，火煅研细，以红酒服四钱，不过七日，其管自去。

### 点痔方

银朱三钱　大雄黑背蜒蚰三条

共捣烂，用盐泥封固作团，要留一孔，火升烟尽为度，取出用田螺水调搽即缩上，不用银朱，将上好黄丹拌之亦效。

### 又

蜒蚰一条　冰片五厘　胆矾二厘

和化蜒蚰水点之。

### 止痔下血方

蜒蚰一条，用盐泥裹煨通红，去泥用　硼砂　朱砂　雄黄
冰片

共为极细末，入龙骨少许更妙，大便时乘其脱出，以细草纸盛药少许，托之，使入大效。

**治痔漏方**

新象牙屑二斤为末，每早用熟鸡子三个，将牙末和吃，或入稀粥内吃亦可，服尽一料自愈。

**又**

露蜂房—大个，每孔入盐填满，煅存性　僵蚕二钱　蝉蜕　木香各二钱　象牙末　猪胰油打烂　猪悬蹄蜜炙，各五钱　白颈蚯蚓用石压去血，阴阳瓦焙干，净末一钱

上共为细末，用黄占半斤溶化，将药渐入捣匀为丸，如枣核大，每服一丸，空心好酒送下，连服三丸，疮口自消，隔一日，第五日再服一丸，第七日再服一丸，痔管自退出矣。将玉簪花根三段，三日捣烂搽上自愈。

**又，名蛭蟾丹**

蚂蝗十数条，将黄泥做成小管，如笔管大，入蚂蝗在内，上以瓷黄泥涂护之，以铁丝捆紧，外再以盐泥封固，炭火煅，以烟尽为度，取出去火毒，为末，二钱　蟾酥—钱　熊胆八分　麝香五分　冰片三分

看漏浅深，用饭粒为条，插入尽头，久者，五六条，近者，二三条，其管化为脓水，用洗药。

**洗方**

鸦柏树根皮　枸杞根皮　槐花　五味子　水杨树根须　瓦花　黄柏　荔枝草

上煎汤，大锅，先熏后洗，再以十宝丹收口。

**十宝丹方**

龙骨八分　象皮七分　琥珀六分　血竭五分　黄丹五分　冰片四分　珍珠二分，腐煮　牛黄二分　乳香　没药各一钱三分

共为细末，收贮听用。

**痔漏退管方**

象牙末二两　人脚指甲炙，五钱　牛骨腮炙，一两　猪脚格炙，一两　刺猬皮锅内蜜滚，炙干

上为末，再将地榆、槐角二味，入猪脏内，煮熟捣烂，共捣蜜丸，每服三钱，空心滚汤送下，其管自出，半月即愈。

又

白鸽粪一升，放罐内，以滚水冲入罐中，乘热病人坐于罐口上熏之，其管自落，数日即收口，要坐久忍痛。

又

用猪脏头水煮烂，或盐或酱油蘸吃，每日吃一个，吃至二三百个必愈，若脾胃畏油腻者，只吃近肛门处管一段亦可。再每日切荸荠蒂一片，吃数片，二物常兼吃更妙。

又

金余即人手指甲　银余即人脚指甲，二味不计分量，均在黄沙内炒脆　真血余二两　血珀五钱　黄牛角腮火煅，四两　羊角腮火煅，四两　新象牙屑烘，三两　猪悬蹄壳火煅，四两　蟹爪尖炒，一两　蜣螂虫瓦上煅，四十九个　刺猬皮二张，刮去毛，黄沙内炒　陈松萝茶叶烘，三两　穿山甲先用醋炒，再用酒炒，四两　槐角子炒，四两　青黛用水淘净，五钱　地榆炒，一两

以上十六味，如法煅炼为细末，用黄犬大肠煮烂，加炼老白蜜为丸，如无犬肠，以猪脏代之亦可，空心淡盐汤送下三钱，壮盛者加，或至五钱，虚人桂圆汤下。

**痔漏插药方**

百草霜　黄连各二钱半　冰片五分　麝香二分　蜣螂虫　旱莲草头五钱，炒　蚂蟥十五条，瓦上焙干

共为细末，丸如粟米大，入管口自进药，三日后待管自化出，用长肉收功末药。

**收功末药方**

轻粉　乳香　麝香　韶粉　东丹　血竭

共为末掺之。

又

雄大蜣螂，不拘多少，阴干生研，加冰片少许，将绵纸捻作条，用白及水蘸湿，晒干待硬，再蘸湿，染药末于纸条上，量漏孔浅深插入，渐渐生肉，其条自然退出，用剪刀剪去外一段，即满靥矣。

**治痔漏丸方**

刺猬皮大者一张，小者二张，新瓦上炙脆为末　象牙屑一两　绿豆粉一两　青黛三钱　槐花末一两五钱　陈细茶五钱

上共为末，用陈四糙米煮烂饭，和药打为丸，每服三钱，金银花汤送下，一料不效，二料永不再发。

**治多年顽漏神验方**

用大脚鱼一个，再取上好冰片三钱，钟乳石五钱，俱研极细末，放入脚鱼口内，放完将脚鱼扣住脚倒挂三四日，待脚鱼头肿大，取快刀剁下头来，用阴阳瓦两块对合，将鱼头装入瓦内，放炭火上，两头将盐泥封固，瓦上留一小孔出烟，待烟稍尽存性，将小孔封固，拿至地上，俟冷打开研细，用四五分，好酒送下。病重者两三服，其管自出，再用长肉药收功。

**治漏疾秘方**

香菜油一斤，以三十岁妇人血余二两，入油内熬煎去渣，每日用油一钟，煎鸡子三枚，将象牙细末三钱掺在内淡吃，连吃三五日，或将元米粉，掺象牙屑摊饼吃亦可，象牙末吃至一、

二斤，再无不效。此法不用刀针挂线，有管自然退出，屡试屡验，象牙要真，更要新而雪白者，镑碎，再用乳钵细研。

## 肠风

### 治肠风下血丸方

槐花二两，一半炒，一半晒为末　柿饼七个，去蒂　乌梅十四个

共打为丸，桐子大，每日空心滚汤送下即愈。

### 末药方

扁柏叶一斤，蜜浸一宿，晒干为末　青州柿饼一斤，炭火煅过为末

上二味拌匀，每服五钱，空心陈酒送下，极重者五六服可除根。

### 治血痔肠风方

将龟肉煮烂，吃一碗，血即止，其效如神。

### 治肠风并痔漏

木耳一斤，煮成膏，再入猪肉三斤煮熟，食尽即愈，漏管自出。

### 治痔疮下血方

棉子仁四两，晒干去油，生研　青州柿饼十二两，蒸，捣烂　百草霜四两　乌梅肉四两，蒸烂

共捣为丸，每服三钱，白滚汤下，或腐浆加青黛少许下更妙。

### 治肠风下血方

青州柿饼三个，火煅　地榆　槐米各炒五钱

共研末，分七服，空心开水调服，忌烧酒、椒、蒜、芥。

又

当归身—两　怀生地—两，竹刀切片，烘脆　萸肉—两　真阿胶—两，将石膏①二两研碎，和炒成珠，去石膏不用，候冷研为细末棉子仁—斤，燎去外面花衣，然后入锅内炒至逐粒爆开，并至焦黑存性真柿霜即柿饼上白霜也，但假者甚多，入口甘而凉者为真，不可经火，侯诸药研末后，方和入

上逐味炒焦，要如墨色，又各要存性，共研为细末，和入柿霜拌匀，每日空心服药末四钱，白滚汤②一饭碗冲和，将箸③调末，即半浮半沉，连汤饮下，若下血太甚，临晚再服三钱，侯粪色变黑，血渐止矣。忌食胡椒、烧酒辛热之物，有此病者，终身宜戒。此方修合之法，不过极细极黑四字，则药末浃洽于脏腑，所以要黑者，血遇黑而止，以水克火，五行之理也。

### 治肠风

臭椿树根皮四两，扎为一大把　大茴香—大粒　木耳四两

以雄猪肚子一个，将药俱装入肚内，扎好煮烂，去椿皮，但吃木耳、肚子，连汤吃完，重者两料必愈。

### 治肠风久不愈者

臭椿树根皮、乌梅共煎，陈酒冲服即愈。

### 治肠风

青州柿饼一个，内放白蜡一钱，饭锅上蒸熟食，数次愈。

### 治大便下脓血

即日夜数次，数年久病皆愈。

雄猪大脏一条洗净，桂圆肉二两，新鲜白扁豆花四两，将二味同打烂，用白糯米拌和，装入脏内，两头扎住，砂锅内烧

---

① 膏：原作"糕"，距正文改。

② 汤：原作"湿"，据文义改。

③ 箸：原作"筋"，据文义改。

烂，忌见铁器，然后将人中白炙脆研末蘸吃，或酱油蘸吃亦可，不论吃粥、吃饭，空口皆可吃，吃四五条即愈。

### 治大便下血

荸荠捣汁半钟，将好酒半钟冲入，空心温服，三日即愈。

### 治大便下血用凉药不效者

用归脾汤加槐花、黄芩，治之自愈。

### 治大便下血虚弱者

旱莲草阴干为末，以槐花煎汤，调炒米粉糊丸，桐子大，每日服五钱，以人参五分煎汤下，二服即愈。


## 溺血

### 治溺血方

溺血者，不痛而小便出血也。痛者为血淋。

用头发烧灰研末，每服三钱，空心滚酒调下，或用百草霜，酒调服，或用伏龙肝，白滚汤调下，夏月水调。痛者，用车前草绞取浓汁碗许，入糖霜一二匙，炖温服之，此可多服自愈，初痛时用韭汁亦好，或将乱发灰，糊丸桐子大，每服七十丸，空心开水下。

### 治男子茎中痛及妇人血结腹痛

取牛膝一大握，酒煮饮之立愈。

### 治小便下血用清利不效者

用补中益气汤加车前子治之自愈。

### 治小便下血立效

旱莲草　车前子各等分

将二味捣自然汁，每日空心服一茶杯。

# 卷 三

## 疝气

### 治诸疝海上丹方

雄猪大腰子一对，不落水，去膜并血，切作片。以大茴香、小茴香各一两，俱炒为粗末，同腰子拌匀。复以猪尿胞一个，入拌者在内扎固。用无灰好酒二碗，砂锅内悬尿胞于其间，煮至酒存半碗，收出一并切碎，焙干研细，存酒打糊丸如桐子大，每服空心陈酒送下七十丸。一方用生白酒三碗煮。

### 治响疝并小肠气

木通　川楝各一钱　大茴五分　飞盐三分半

上为末，水酒调服，头服出汗，服七日痊愈，如少年者，加一倍，俱空心酒下。

### 治疝气方

荔枝核六两　橘核打碎，炒，一两　小茴炒，六两　川楝子一两，酒蒸　萝巴酒拌炒，一两　吴萸盐水炒，一两　泽泻一两　甘草五钱　青皮一两　山甲土炒，二两

上为末，每服一钱，升麻一分半，黄酒调下。

### 治湿疝阴丸作痛

蕲艾　紫苏叶烘　川椒炒热,各三两

上三味拌匀,乘热绢袋盛夹囊下,勿泄气。

### 治阴囊肾子肿大方

灶心土三升,砂锅内炒热,加川椒、小茴香末各一两拌匀,将阴囊坐在上面,冷则再换,如此三次即愈。

### 治阴子肿大不消

顶大荔枝核十二三个,煅灰存性,以火酒调如糊,吃下即消。若重者,再吃一服。

### 治疝气偏坠

用肥姜切片铺凑板上,上堆蕲艾一尖,点火烧之,候将完,即乘热带火连姜并艾捣极烂,将鲜菜叶一大片,放手掌内,即以姜艾摊匀菜叶上,用手向肾囊底下托之,初时其冷如冰,须臾滚热,通身出汗而愈。


## 心口胃脘痛


### 治心头痛欲死不可忍者

良姜　厚朴姜汁炒　灵脂

上各等分为末,每服一钱,醋汤下即止。

### 治心痛方

实胃口痛也,若真心痛不治。

高良姜酒洗七次,焙,研　香附子醋洗七次,焙,研

上二味各记另收之。病因寒得者,姜末二钱,香附末一钱;病因怒起者,香附末二钱,良姜末一钱;寒怒兼有者,各用一钱五分。临服时以米汤加入生姜汁一匙,食盐一捻,或二服,

或三服。痛止后，用铲刀挑盐一撮，火上烧红泡汤服，并服大枣数枚，约数朝神效。

### 治心痛方

妇人服之甚效。

丹参一两　檀香一钱　砂仁一钱

共煎八分，服之即愈。

### 治心口胃脘痛

用大黑枣去核，每个中间入胡椒七粒，仍将枣包好，炭火上煅焦黑，存性研末，每服三四分，陈酒送下，三四服必愈，加木香、枳壳、红花、当归、五灵脂少许，更妙。

### 治胃口痛方

手指甲，男痛用女右，女痛用男左，剪下于新瓦上炙脆存性为末，约四五分，入砂糖少许，或汤或酒调之，食远服。

### 治胃寒常发恶心呕吐或痛

用老生姜半斤，去皮捣烂绞汁去渣，隔汤煮一二十沸，停火将上白洋糖半斤搅入，再煎一滚收之，时时吃二匙，作三四日吃完，重者服至两料必愈。

### 治胃寒呕吐，兼治寒疟

大黑枣七个去核，每个内入丁香一只，煮烂去丁香，将枣连汤空心服，七服见效。

### 治呕吐不止

陈梅酱煎浓汤，如有火，加竹茹，有寒，加豆蔻，或砂仁，或煨姜。如无梅酱，以乌梅代之。

### 治呕吐方

见食即呕，或食罢即吐，初起者易治，此痰在胃口也。

生姜二两打碎，陈皮五六钱切碎，泡汤一碗，慢慢逐口吃下自安，甚者，竹沥、姜汁和匀，逐匙挑在舌上咽下，若咽急，并药吐出矣。

### 治感气或饮食伤脾作痛方

橘皮一把，煎浓汁一碗，打入盐、姜少许，吃下神效。

### 补脾养胃方，名阳春白雪糕

茯苓　山药炒　芡实　莲肉去心，各四两　糯米　黄米各半升，俱炒　白糖二两

先将药米粉蒸熟，再入白糖，印作饼子晒干，每日空心吃几个，极有益。

### 治老人脾泄最宜，名玉露霜

白术二两，炒　陈皮一两五钱　莲肉四两，去心　苡仁四两，炒　糯米　绿豆　陈米锅焦各一升，俱炒

共为末收贮，临用时糖霜量加，将滚水调服二三两。

### 治肿饮

灯草一把，先将水四碗煎至二碗　萝卜子一两，微炒　砂仁二钱，微炒

将二味研末，倾入灯草汤内，略滚即盛入茶壶内，慢慢吃下，吃尽不见效，如前再煎一服，俟腹响放屁，小便长而肿即退。


# 呃逆

### 治呃逆欲死

半夏五钱　生姜二钱五分

水煎服即愈。

### 治病后呃逆不止

刀豆子烧存性，滚水调服二钱即止，神效。

### 治呃逆不止方

用荔枝七个，连皮烧灰存性为末，白汤调服立止。

## 咳逆

### 治咳逆方

明雄黄一钱，酒一杯，煎七分，急令患人嗅其热气即止。

又

好硫黄、乳香各等分，以酒煎，急令患人嗅之。

又

硫黄　乳香　艾各三钱

### 治食物醋心

用胡桃嚼烂，生姜下立止。

## 耳

### 治耳暴聋方

菊花　木通　石菖蒲

擂烂酒服之。

### 治耳聋方

真北细辛研末，熔黄蜡为丸，如鼠粪大，以绵裹塞耳中，二三次即愈。

又

老鼠胆汁滴入耳中，二三次即愈。

### 治耳内出脓方

胭脂　枯矾　钉锈粉

上各等分为末，吹之立效。

又

羊屎弹烧灰，一钱 枯矾 轻粉各五分

上为末，用棉花卷净耳内脓，将苇管吹入立效。

### 治耳中脓水不止方

龙骨 枯矾 干胭脂要产山东济宁府如银朱样紫色者，非绵胭脂，亦非油胭脂 海螵蛸各等分 麝香少许

上为末，先以棉纸捻干，轻吹耳内。

### 治耳中肿痛并出脓血方

黄鱼牙齿，瓦上炙存性为末，放土地上退火气，研末，加冰片少许，菜油调，鸡毛蘸入耳中，加干胭脂更妙。

又方

用橄榄核烧灰存性，每核一枚，入冰片二厘，研极细末，吹入耳中即愈。

### 治耳中常出血方

五色龙骨，煅研细末，吹入耳中即止。

### 治耳出臭脓方

龙骨煅 五倍子炒 乳香 枯矾 血余炭

上各等分为末，卷净吹之。

### 治耳中脓水不干

石榴花瓣不拘多寡，炙脆研末，加些冰片再研，吹耳自愈。

### 治百虫入耳方

如虫入耳，不可惊动，在左耳，以手紧闭右耳及两鼻孔，努气至左耳，虫自出，右耳亦然。

# 目

## 乌羊肝丸

大能乌须黑发，聪耳明目。

黑羊肝一具，竹刀切片，放瓷盆内，再以羊胆不拘多少涂晒干，又涂又晒，将胆汁涂晒至二三百个为佳，少亦要在百个之外，以胆汁多为妙，晒时以纱罩罩，晒极干　当归酒浸晒干　白芍酒炒　川芎各四两　熟地六两，酒蒸极熟　何首乌九蒸　覆盆子炒　山萸去核，炒　旱莲草酒拌，蒸　白茯苓乳拌　血余　生地酒洗，各四两

上药不犯铁器，制完共和一处，再用大熟地十二两，酒煮一昼夜，取浓汁一碗，拌药内炼，炼蜜为丸，桐子大，每服百丸，空心酒下，临卧亦服一次。

## 治虚眼方

凡虚人目无病，到点灯时候，即不见物，或羞明，只用羊肝煮食便效，不必服他药。

## 治雀目方

日落不见物也。

石决明　夜明砂各二钱　猪肝　白羊肝各一两

将肝二片，中间盛药，麻线扎定，淘米泔水一碗，砂罐煮熟，临卧服。

## 又方

用羖羊肝一具，不见水，不犯铁器，以竹刀切开，入谷精草细末，瓦罐内煮熟，不时服之，屡验，黑羊者佳。

## 治风火眼洗方

归尾　胆矾　铜青各一分　防风　荆芥　赤芍　川连各二分

杏仁十四粒，去皮尖，研

上绢包煎洗。

### 治弦烂风赤眼洗方

文蛤　黄连去净毛　防风　荆芥穗各五钱　苦参四钱　铜绿五分

上为极细末，以薄荷煎汤，丸弹子大，临用以热水化开，乘热洗眼，每日三次，神效。一方有川芎、当归各四钱。

### 治烂眼皮方

用挂金灯净壳，每壳一个，掺入研细透明绿色胆矾末二厘，或用壳十个，或二十个装套好，外用净瓷黄泥包裹好，勿令泄气，炭火煅至中间壳将成黑灰存性，放地上，用碗盖熄火，将中间灰研细包好，放土地上一夜出火毒，每用灰少许，放茶杯内，以冷松萝茶浸之，用薄棉纸盖在茶面上，俟茶渗出纸面上，将此水洗眼皮，每日五六次，二三日即愈。

### 治火眼热障，眼痛不可忍者

用黄连为末，人乳拌匀似糊样，摊碗底上，用艾如鸡蛋大一块，放地上点着，以黄连碗复上，令艾熏透取起，以清水一小杯调浓，上复棉纸一张，隔纸透出黄药汁，以箸频频点洗即愈。

### 治眼中努肉方

用蛇蜕一条，将麻油三钱炒黄色不可焦黑，绿豆三合炒，砂糖一碗，水一碗，共煎七分，食远服，立退。二三年者可治，两服即愈。

### 治火眼方

用小儿粪中蛔虫一条，用水洗净挂阴处，下用瓷盆盛其滴下之水，入冰片五厘，再加人乳一茶匙，用热水隔汤炖温，以鸡毛蘸眼上立愈。

### 治风火眼方

童便煎甘菊汤，频频洗之。

### 点眼神方

真川连　川大黄　黄芩　川羌活　甘菊花　龙胆草　薄荷　防风　荆芥　木贼　密蒙花<sub>各五钱</sub>　北细辛　川芎　蝉蜕　青葙子<sub>即鸡冠子</sub>　黄柏　白蒺　蔓荆子<sub>各三钱</sub>

以上诸药，须拣净，用水二大碗，熬煎浓汁成膏，去渣，一小钟，将上好炉甘石三两，放银罐内煅酥，研极细末，用甜水飞过，入冰片三分，麝香一分五厘，仍入乳钵内磨细，将前药汁入内成丸，如绿豆大，银朱为衣，一时烘干，即收瓷瓶内，不可见日。临用以水磨化，点入两眼角内，轻者只用半丸，重者一二丸，即愈。

又

冬天取净腊雪，将大荸荠同雪水磨粉晒干，加冰片少许，入鹅毛管中，点眼神效。

### 又方，名磨光散

野荸荠粉<sub>洗净去皮，石臼中捣烂，密绢绞汁，如做藕粉法，再用清井水飞，晒干</sub>　炉甘石<sub>用黄连、黄柏、黄芩、甘菊、薄荷煎水煅，再用童便煅一次，将药水飞，晒干</sub>　珍珠<sub>入豆腐内煮过，研细水飞</sub>

每荸荠干粉一两，配制过甘石五钱，珠末三钱，各将瓷瓶收贮，临用渐渐配合，加入冰片少许点之。

### 明目去翳秘方

锦纹大黄一两，北细辛四两，将二味用上高泉水一百二十两，将药入砂锅煎至二十两，以细绢滤去渣，用大银碗一个盛药，碗下以砖三块放定碗底下，将灯盏注麻油，用灯草七根，燃灯熏碗底内，煎药成膏，滴水成珠，每膏一两，用野荸荠粉五钱，多些亦不妨，冰片三分，和匀作锭，如多年的厚翳，每两加水飞过蝉蜕末五分，须要去头足，揉碎去泥沙，水洗晒干为末，水飞三次用。又治飞丝入目，每两加银朱五分，研细末水飞晒干用，如风寒等翳，每两加青黛五分，研细水飞晒干用，以上诸症，随症加药入膏，调匀点之，最良，用头生小儿乳蘸点。

取荸荠粉法：如取绿豆粉与藕粉同法，须水澄极细，晒干再研极细，须忌铁器。

又方

野荸荠　猪胰

各等分，捣和，用鸡子壳半个，放药在内，临卧合印堂上，俟水流入目中，翳随泪出，二十日即愈。并治田螺头眼。

又方

将新象牙物件，水磨点翳膜上即去。

又方

用新象牙磨屑，将生男乳浸透，点之即退。

又方

刮孕妇大指甲末，乳调敷即愈。

又方

枸杞三钱　木贼七根长寸许　桂圆肉七个

煎汤服月余自效。

治远年攀睛翳膜，名五蜕散。

人蜕即指甲，乳汁炒为末　山甲炒　蝉蜕洗净，炒　龙蜕即蛇壳，炒　凤蜕即鸡子壳内白膜，炒

上为极细末，每用三厘，令患人含水一口，患左眼吹入右鼻，患右眼吹入左鼻，再以锡作眼样，合患眼上，如此三次，

则翳膜或血丝俱落。

### 治眼吹鼻散

穿山甲五厘，炒　鹅儿不食草七厘　人金即指甲一分半，炒　刺猬皮三分半，炒　蛇蜕一分半　蝉蜕五厘　石蟹二分，醋炙　麝香三厘　桔梗四分

上为末，每用三厘，吹入鼻中，其翳即下。

### 开瞽复明方

生地　枸杞　甘菊净瓣　谷精草止用草不用叶　木贼草如无翳不必用

上药各四两，用人乳拌浸一日晒，共九日，又用童便浸晒，共十八日。倘遇天阴下雨，即将微火烘干，共研细末，陈米粉调和为丸，清晨白滚水下三钱，半月即开光。

### 治损目破睛方

用牛口涎，每日点两次，须要避风，黑睛破者亦瘥。


# 鼻


### 治鼻渊脑漏方

用羊卵子一对，去膜切片，顶大者尤妙，酱油陈酒拌之，放瓷碗内隔汤煮熟，以陈酒过下，饮微醉，三五次即愈，临午服。

### 治鼻渊方

用老刀豆，文火焙干为末，酒服三钱，重者不过三服即愈。

### 治鼻中时时流臭黄水，甚者脑亦时痛，名控脑砂，有虫在脑中

用丝瓜藤近根处三五尺，烧存性为末，酒调服即愈。

**治鼻痔方**

霜梅一个 蓖麻仁七粒 生矾少许

上三味同打，将丝绵包裹，塞鼻内，一日夜即愈。

又方

轻粉二钱 杏仁七粒，去油 白矾五钱

上为末，吹入即化为水。

**治鼻内生疔方**

烂黄鸡粪 荔枝肉

同打烂，涂上即愈。

**治鼻息方**

七月七日，收甜瓜蒂阴干，临用一分研末，再用白矾少许，绵裹塞鼻。

又方

瓜蒂五分研末，麝香少许，含水口中，嗅味自落。

**治鼻衄方**

麦冬五钱 生地五钱

水煎服，立止。

又方

绿豆粉一两 细茶二钱 上为末，凉水调服。

又方

马兰草汁一杯，吃下立止。

又方

栀子炒黑 百草霜 龙骨火煅 京墨 牡蛎火煅 血余煅存性

上为末，用茅花水蘸湿，蘸药入鼻孔。如无茅花，将纸捻水，蘸药入鼻孔即止。

又方

大蒜头<sub>一个，捣烂</sub>

左鼻衄，将蒜涂左足心，右鼻衄，涂右足心，立止。一方左涂右，右涂左①。

又方

用象牙屑吹入鼻中即愈。

又方

用生吴萸研末，津调涂足底心涌泉穴上，用山栀炒黑为末，吹鼻中效。

又方

胎发<sub>烧灰</sub>　乌梅<sub>一个，煅</sub>

共研吹鼻中立止。

**治赤鼻方**

枇杷叶<sub>去毛，一两</sub>　栀子仁<sub>五钱</sub>

上为末，每服二三钱，温酒下，早服去右边赤，晚服去左边赤，再用后敷药，忌食胡椒、生姜辛辣之物。

**敷药方**

木鳖子<sub>去壳</sub>　大枫子<sub>去壳</sub>　轻粉　硫黄

共为末，不时以唾调擦，亦治面疮风刺。

又方

用极臭盐蛋一二十个煮熟，取黄煎油一小盏，和细辛末、白菊花末各二钱调匀，常擦患处。每日用鲜枇杷叶刷去毛，蜜炙，煎汤服，半月愈。

---

① 左：原作"足"，据文义改。

# 口

## 神效吹口药方

并治喉症。

薄荷叶　僵蚕　青黛　朴硝　白矾　火硝　川连　硼砂各五钱

上共为细末，腊月初一收雄猪胆八个，倒出胆汁，以小半和药拌匀，复入胆壳，以线扎头，外用青钢纸包裹，于净地挖一大孔，深阔各尺许，将胆悬空横吊于竹杆上，以板铺上，用泥覆盖，至立春日取出，挂透风处阴干去壳，收瓷瓶内，每药一两，加冰片三分，同研极细，吹患处立愈。

又方

儿茶一钱　人中白八分，银罐内煅　滴乳石八分，银罐内煅冰片五厘　硼砂六分　珍珠一分　牛黄三厘　黄柏六分，烘脆，研薄荷六分，烘　甘草五，分烘

先将黄柏、薄荷、甘草另研筛细，次用儿茶等药研细筛净，珍珠另研和，再入冰片、牛黄，不用筛，即小儿痧痘症后俱可用。

又方

薄荷六钱　青黛三钱　黄柏三钱　人中白四钱　儿茶四钱冰片五分　青果核灰十个　经霜西瓜皮二钱

又方

灯草灰以青竹管填满舂实，烧过拣灰，去竹炭可也　大冰片　薄荷叶晒干　石膏各等分

共为细末和匀，芦管吹下。

### 治口疮方

用陈白螺蛳壳烧灰，加儿茶少许为末，患处一次即愈，诸疳悉治。

## 舌

### 治舌衄出血

用槐花末敷之即愈。

### 治舌肿方

用蒲黄末掺之即愈。若舌肿出外，或以冰片少许抹上，或以蓖麻油蘸纸作捻，烧烟熏之，随即消缩。若舌忽然肿硬，或出血如泉涌，用乌贼鱼骨、蒲黄各等分为细末，敷舌上愈。

### 治重舌方

将蒲黄为细末，敷五六次即愈。

## 牙

### 治火牙痛方

并治口舌生热疮腐烂。

七八月间，俟西瓜将完时，将瓜剖开去瓤，将瓜皮合竹篮内，挂露天，俟其日晒夜露。经霜取下，止存外面青薄皮研末，擦牙止痛，或和入吹口药内极妙，西瓜在藤上经霜者更妙。一方加冰片少许。

### 治虫牙痛方，名韭子汤

用韭子一撮，将碗底盛之，复水中用火烧烟，外用小竹梗将下截劈为四开，以纸糊如喇叭样，引烟熏蛀齿。如下牙蛀者，以韭子煎浓汤漱之，虫自出。

### 治牙痛方，名一笑散

火硝一钱　冰片一分　明雄黄一分　元明粉五分

上共为细末，擦患处立愈。

### 治风火虫牙痛方

真樟脑一钱[①]　花椒三钱　薄荷叶三钱

先将薄荷花椒用水拌匀，放在瓷碗底内，后将樟脑研细盖面，将碗合住，用纸封好碗口，以炭火升之，俟青烟出为度，取碗上升起之药，将瓷瓶收贮，痛时擦一二次即愈，神效。

### 取牙方

雄活鲫鱼一尾，约四五两　白砒六钱

将砒末入鱼腹中，待其肉烂，去砒不用，只用净鱼骨，晒干为细末，每用米粞大少许，放患牙根上，自落。

### 治走马牙疳方

用人龙在瓦上焙干，研极细末，加青黛少许，冰片少许，研匀吹入即愈。

### 治牙根出血不止方

甚有成碗成斗，如线索牵泄而出者。

大黄二钱，切片生研，若人壮者，或五钱亦可，滚水调下。按此症乃胃中实热，非降不可故也。


## 咽喉

### 治一切喉症属火者

用鲜扁柏捣汁，加生白蜜调和，忌见火，以茶匙时时挑咽

---

① 钱：底本脱，据下文改。

之，消肿退火神效。

**治喉症属时邪风火，痰潮壅闭，喘急危笃，发来迅速者**

先深针委中穴中，出血自愈。其穴在膝盖对后，大小腿交界缝中，并治缠喉风急症。

**治一切痰火风喉症**

用青脆梅子百枚，捉活蜒蚰一二百条，同放瓦罐中，每日将梅取出，晒后仍入罐中，明日再晒，以收干汁为度，再用微火烘干，用则以一个噙化，或炙脆研末，加入诸药内。

又方

霜梅一个，去核　明雄黄一钱　胆矾五分

将二味入梅中，捣烂成膏，丸如绿豆大，瓷瓶收贮，每用一丸，放舌底下噙化，重者二三枚，轻者一枚，或为末吹下，亦效。

**治喉咙忽胀似喉鹅，不能饮食**

用蓖麻子三四两许，去壳，捣烂，铺夹在草纸内，将油压在草纸中，去蓖麻屑不用，将草纸卷煤头点火，待火熄，令病人将烟吸入，或吹入喉间，自然肿胀渐消。

**治急锁喉风方**

其症先一二日，胸膈气紧，呼吸短促，忽然咽喉肿毒，手足厥冷，气闭不通。

急用巴豆七粒，三粒生，四粒熟，生者去壳研，熟者去壳炒去油存性，将明雄黄五分，郁金一个，共研末，每用末半茶匙，清茶调下，如口噤咽塞，用小竹管吹药喉中，须臾吐利即愈。

用生巴豆半粒，川贝母一粒，去心共研烂，灯心汤灌下即愈。

### 治缠喉风方

此症猝然胀起，痰涎壅甚，不速救即死。

急寻野牛膝根草一二斤许，此草随处有之，掘取根打浓汁碗许，灌下即消，如肿痛不能咽入，即令其人仰卧，滴入鼻中，流至咽喉下，方能得命，再将生韭菜连根打，敷项卜，甚效。

### 治喉风舌大如脬，即时不救即死

冰片一分　火硝三分　胆矾二分　青黛二分　僵蚕五分　硼砂三分

共为细末，吹之即愈。

### 治喉风方

用年久夜壶垢，瓦上炙，研细，吹之即愈。

### 治喉鹅方

人已气绝，心头微热者，药入口听有声能下，最无不活。

三九冬天，取老猪婆粪，放在屋上，日晒夜露，七八日取下，在炭火上煅至烟尽为度，以水调如糊，徐徐灌之。

### 急救乳蛾方

用两手从臂上抹至大拇指间，四五十下，以绳扎住，男左女右，大指甲旁，以针刺出血即止愈，此少商穴，在大指甲内侧去甲韭叶大。

### 治乳蛾，并治喉内一切热毒

硼砂一钱　胆矾二钱

共为细末，入青鱼胆内，阴干研细，加山豆根一钱，瓷器收贮，吹患处流涎即愈。

### 治喉蛾闭结不开

将土牛膝草捣汁，滴鼻孔中，吐去塞痰即愈。

### 治喉癣方

喉症惟此最迟，久则失音不可救。

西牛黄一分　真山羊血二分　川黄连五分　血珀三分　冰片一分　硼砂一钱　青果核灰三分　灯草灰五分

共为细末，每一茶匙药，用一茶匙蜜调之，放舌尖上徐徐咽下，一日五次，两月可愈，此方或加入蜒蚰、梅灰更妙。

### 喉症开关方

牙皂　巴豆

共为末，米汤调刷纸上晒干，作捻子点火，以烟熏鼻孔，立能开口，鼻流涕涎，专治十八种喉闭。

### 又方

巴豆四五十粒，夹草纸内压出油，捻成油纸条，熏鼻并熏口内。

### 治咽喉失音方

人乳　白蜜　梨汁各四两　香椿芽汁四两，如无新鲜者，用干香椿芽为末亦可

上四味和匀，重汤煮熟，不拘时服。


## 痈疽

### 治肺痈丹方

用尿坑内凿下坑垍，名坑砂，以草鞋包好，浸长流水中，七日取出，炭火煅红，醋淬三次，研细同捣，枣肉捣丸桐子大，每服二三钱，吐出血脓而愈。

### 又方

大白梨四只，铜锅煮烂，捣汁　上白蜜　上洋糖各八两

同熬将好，下川贝母末四两收之。

又方

用百年咸芥菜卤，久窖地中者，服数匙立起，此卤嘉兴府城中大家多藏之。

又方

将鱼腥草水煮，多吃即愈。

又方

将苡仁为末，糯米汤调下，或入粥内煮吃，或以水煎服，或将苡仁连根捣汁，冲好酒服，总以当下脓血便愈。

**治肺家吐臭痰，或吐如鱼腥痰要药**

川通草　芦根　苡仁　桔梗

治肠痈，腹中疠痛，烦躁不安，或胀满不食，小便涩，妇人产后虚热，多有此症，纵非痈，疑似间亦当服之。

苡仁三钱　瓜蒌仁三钱　牡丹皮二钱　桃仁二钱

上水二钟，煎一钟，不拘时服。

**治腿痈方**

未①溃前服。

归尾一钱五分　官桂一钱　真汉防己一钱　蚕砂三钱　川独活八分　牛膝梢三钱　乳香一钱　木瓜八分

井水煎，食前服。

**治阴疽痛发**

艾叶一斤　硫黄　雄黄各五钱

以水同煮半日，捣烂候温敷上，再煮再易，十余次，知疼者可生。

———————

① 未：原作"本"，据文义改。

# 疗

## 治疗方，名飞龙夺命丹

蟾酥二钱，干者酒化　血竭一钱　乳香二钱　没药二钱　雄黄三钱　轻粉五分　胆矾一钱　麝香五分　铜绿二钱　寒水石一钱　海羊二十个，即蜗牛是也　天龙一条，即蜈蚣是也，酒炙黄，去头足朱砂二钱，为衣

上为细末，先将海羊连壳研为泥，和前药为丸如绿豆大，如丸不就，入酒打面糊为丸，每服二丸。先用葱白三寸，令病人嚼烂吐于手心，男左女右，将药丸裹在葱白内，用无灰热酒三四杯送，于避风处，以衣被复之，约人行五里之久，再用热酒数杯，以助药力，发出大汗为度。初起者，服二丸即消，如不出汗重者，再服二丸，汗出即效，三五日，病重者，再进二丸即愈。如疗疮走黄，过心者难治，汗出冷者，亦死矣，如病人不能嚼葱，擂碎裹药在内，热酒送下，疮在上食后服，在下食前服，服后忌冷水、黄瓜、茄子、猪肉、鸡、鱼、湿面，一切发风发疮毒物，又忌妇人洗换，狐臭人，触之必发。此药活人多矣。按疗毒，切忌用风气药、发散药。盖疗毒散则死，聚则生，腐则生，不腐则死，须外敷拔疗腐药，内服清凉解毒诸药，凡疗发于头面者，切不可用冷药敷之，逼热毒于喉间，不能生矣。

## 又方，名追毒丹

取黄去疗头脓者。

蟾酥一钱，干用酒化　蜈蚣酒浸，炙干黄　硇砂一钱　雄黄二钱轻粉一钱　白丁香一钱，无此味加巴豆　巴豆七粒，去壳不去油　朱砂二钱，为衣

上俱为细末，面调水为丸，如丸不就，用酒打面糊为丸，如麦大，两头尖，入于针破口内，用水澄膏贴之，后用膏药及生肌散，追出脓血毒物。又如有黑陷漏疮，四围死，败肉不去，不生肌者，亦用此药，追毒去死肌生新肉方愈，小者用一粒，大者加之，病轻者不必用针，只以手指甲，爬动于疮上，以药放好，用水澄膏贴之，其疮即时红肿为度，去其败肉为妙，用之神效立验。

### 水澄膏方

将白及末放在盏内，用水沉下去，用纸贴之，以此膏围贴，则不伤好肉。

### 治面上生疔肿大

用活虾蟆一只，将小刀划开胸前，露出肝来，取下贴在疔上即愈。

### 治疔毒生唇上

在大腿弯中紫筋上，用银针刺出血来即愈，此名委中穴。

### 治红丝疔

手足间有黄泡，即起红丝一条，走入心腹，令人闷乱不救，皆因大喜大怒，气血逆行所致。

急用针于红线所到之处刺之，挤出恶血，再细嚼浮萍草根，敷之立愈。

### 拔疔方

荔枝肉二个　吸铁石一分　雄黄三分上共捣，分作三饼，分三次敷之，其疔自落。

又方

荔枝肉　虾蟆肝　黄丹

同捣敷之。

又方

荔枝肉一二个　蜗牛三四个

上和烂鸡屎同捣烂，入升药少许，刺破皮肤涂上，疗根自出。

又方

将银簪脚刺破疔头，用多年露天铁锈，或水中者更妙，研如飞面，将四五厘搽入刺孔内，外用膏药护之，疗根丝丝拔尽愈矣。

### 治疗方

用患者耳垢，齿垢，手足指甲屑和匀，如豆大，放茶匙内，灯火上炙，少顷取作丸，将银簪脚挑开疔头，抹入，外用棉子一层，津湿敷之，痛立止，内服仙方活命饮二帖，兼可治红丝疔。

### 治疗膏药方

乳香一粒　麝香米大一粒　黄连末　连翘①末　桃仁二个，去皮

上同虾蟆肝、肠、肺三味共一处，入乳钵内捣如泥，白皮纸一小方，摊膏药贴患处，三四日连疔揭去。

### 治疗方

用家园菊花捣烂，取汁一碗，服下即愈，无花，根叶捣汁亦可，有此方，诸方可废。


## 广疮结毒

### 治广疮结毒神效方

川芎　当归　金银花　花粉　防风　生半夏姜矾制　川贝

---

① 翘：原文为"乔"，据正文改。

母去心　海螵蛸去皮，水飞　白芷各一两　南星一两半，姜汁制

用土茯苓一斤，米泔浸，竹刀去皮，捣烂，不犯铁器，放砂锅内，用水四碗，将竹箸量定深浅，再加水四碗，煎至四碗，将前药末十两五钱投入，再加水四碗，煎至四碗，滤去渣，一日内服尽，忌盐与一切毒物发物，粥饭只可淡吃，轻者一料，重者两料痊①愈。一方每日调入八宝丹一分二厘。

**八宝丹方**

真犀黄一钱　血珀二钱　珍珠二钱　冰片一钱　滴乳五钱
飞面八钱　辰砂二钱　飞滑石四钱

又方

胡连　宣连　大川芎　牛膝各二钱　猪胰脂一个　皂荚子
七粒

先将土茯苓一斤，以石捶碎，用水八碗煎至六碗，入前药又煎至五碗，入胰脂再煎至四碗，温服，仍用水四碗煎至二碗服，第二次煎时，用竹箸在罐内，逐碗量定水痕。此疮必须先吃毒物发透，然后服此二三服，疮势便觉稍可矣，后剂即加苡仁、当归各二钱于前方内，照法煎服，重者不过四五剂，轻者无出两三服，遍体贴然，且无结毒之患，脱痂后，再服排毒散数贴尤妙。前药俱不可犯铁器，切忌饮茶。

**治头面结毒方**

蕲艾一两　川椒八钱　麻黄去节，三钱　川芎二钱　白茯苓二两　猪头天灵盖骨火煅存性，五钱

上研极细末，蒸饼丸如绿豆大，饭后白汤下三钱，三四日疮口干燥不臭，是其验也。服至疮平方止。

---

① 痊：原文为"全"，据文义改。

### 治杨梅疮方

雄黄一钱半　轻粉一钱　杏仁三十粒，去皮

上共为末，用雄猪胆汁调擦，此武定侯府中方也。

### 治杨梅结毒方

僵蚕　蝉蜕各三个　猪牙皂三钱　皂角子七个，研碎　土茯苓三钱　生大黄一钱半　甘草三钱　穿山甲三片，煅

上将河水二大碗，酒一大碗，煎一碗，不拘二服三服，以泻为度，若肠中一响欲泻，可即往高处出恭，不可复闻臭气，泻后若身子壮者，再服一服，弱者不必再服，忌鸡鸭鱼腥等物。

### 治结毒敷药秘方

真轻粉二钱　杏仁霜二十粒，去皮尖，取霜　番木鳖火煅存性，三钱　儿茶三钱，火煅　胆矾三分　片脑一分

上共研极细末，用鹅胆或猪胆调敷，一日一换，数日全愈。

### 治杨梅疮点药

儿茶　杏仁霜各一钱　轻粉五分　冰片三分

上用鹅胆调，点一次，过夜即脱靥。

### 治棉花疮点药方

凡棉花疮毒及下疳，或初感，或毒盛，经久难愈。速用新槐蕊，拣净不必炒，每日早午晚，在食前用清酒吞下三钱许，服至二三日，则热毒尽去除根，亦无寒凉败脾之病，此经验神方也。如不能饮酒，即用滚水盐汤俱可送下，但不能如酒速效耳。

### 治服轻粉毒，名五宝汤

紫草　金银花　山慈菇各一两　乳香　没药各五钱

用新汲水六碗，好陈酒五碗，煎六七碗，空心温服，取汗，不可见风，一二服，其毒即从大小便泻出。若结毒，先服五宝汤，

再用后搽药，如有烂去鼻与阳物等患，即能复原，应验如神。

### 搽药方

轻粉一钱　乳香六分　没药二分　血竭一分　儿茶一分　大珍珠三分　红羯子二分，烧灰　文蛤二分，烧存性　官粉六分，煅过　麝香一分　冰片一分蟾骨五分　胎发二分，烧存性　白螺蛳壳二分，烧存性

上十四味，共为细末，瓷器收贮，用时先将浓甘草汤洗患处，然后搽之。

又方

腊猪头骨捶碎　土茯苓舂碎　金银花各一斤

水煎服，药毕即愈。

### 治杨梅结毒洗敷方

脓水淋漓，臭烂不可近者。

枫子肉四两　轻粉一钱　蓖麻仁二两　炉甘石二钱　杭粉二两　花椒五钱

上共为细末，捣加麻油捶成膏，用油纸摊贴疮上，其疮先用花椒、甘草煎汤洗净，三日一换，五六次即愈。

### 治服霜粉，牙根腐烂，出血不止

管杜仲　黄连各五钱

上二味为末，水一钟，煎四五沸，入冰片少许，搅匀漱口，每日一次，忌猪腥油腻一月。


# 下疳


### 治鸡灯疳、鱼口下疳方

妇人阴户臭烂，亦用此药愈。

熟乳香　冰片　珍珠末　象牙末　儿茶各三分　搽面粉一

两，入倾银罐内，煅红鹅黄色　墙上白螺蛳壳洗净入倾银罐内，煅过

净末一两

上共研细末，瓷瓶收固。若要上药，先用米泔水煎滚，入雄黄三钱于汤内，淋洗患处，然后上药，不拘男妇，三日后立效。

### 治泻烛疳

半边溜烂是也，又名蜡烛疳，从内烂出者。

将人脚根上老皮，不拘多少，瓦上焙脆为末，黄柏末，用猪胆汁拌，晒干再研，掺患处，乌金纸包头。

### 治下疳方

土墙上白螺蛳壳灰一钱　五倍子灰二分　灯草灰五分　甘草灰五分　黄柏灰五分　轻粉四分　牛黄五厘　儿茶五分　冰片五厘

上为细末，先用皮硝汤洗，次用土茯苓汤洗，后将药擦患处。

又方

大红绒一钱　冰片三分　铁锈一分　凤凰衣五分，煅存性血竭一钱

上研极细，敷患处效。

又方

用白鹅一只，以白米养三日后，取鹅粪，以新瓦焙干黄为末，每粪一钱，和丹砂一分，冰片一分，共研极细，用米泔水洗净其疮，如疮干用雄猪胆润之，以药敷上，如疮湿则不必用猪胆润之矣。

又方

窑底蚬壳烧红，童便煅七次　橄榄核烧灰　冰片五厘　陈鸭

蛋壳内衣

共研末，疮湿干掺，疮干唾津调搽。

## 中毒

### 解百毒

粉甘草（生用，二两）　绿豆（一升）

水煎服，立效。

又方

凡觉腹中不快，即以生黄豆试之，入口不闻腥气，此真中毒也，急以升麻煎汁，连连饮之，将手探吐自愈，或嚼生矾一块，觉甜而不涩者是毒，否则非也。

### 治服截疟毒药，身体发肿气喘方

此症因药内有常山、砒信等毒，使疟邪遏抑于内，药毒攻于皮肤头面，故满身浮肿，气逆发喘烦躁。

用生绿豆，或一升，或半升，连皮捣碎，滚汤泡出浓汁凉服，少顷，肌肤间有声，一日夜肿消喘止。

### 解砒信毒

急用密陀僧一两，或二两，研细冷井水飞，徐徐灌下，或吐或泻，则砒信裹在药末内出矣，神效无比，或外再以井底泥涂胸前，或以生蟹，或用田螺捣涂脐四旁更妙。

又方

白蜡三钱研末，调鸡子清三五枚，入口即愈。

### 治信毒，并治银匠炉中砒子毒方

锡灰（一钱）　鸡子（七个）

将二味搅匀，吃下即愈。

按：锡灰即白铁消后，锅内所遗渣垢也，再连锅烧红，即化成灰，研为细末，每服二钱，若服毒过多，加倍用神效，诚急救良方也。

### 解食银铅毒方

将黄泥水，服二三茶杯即愈。

### 解斑蝥毒方

中其毒者，必腹痛呕吐，烦躁欲死。

急以生鸡子清三四枚灌之，即时止痛而愈。

### 治误服水银方

在背阴处，掘地二三尺，取泥为丸，如梧子大，以冷井水过下碗，腹中即泻，水银随下矣。

### 解巴豆毒方

若中此毒，必口渴面赤，五心烦热，泄痢不止。

用黄连煎汤服。

### 解盐卤毒方

将豆腐浆灌下，或肥皂水，皆能令呕吐，切不可饮热汤，饮活羊血尤妙。

### 解烧酒毒方

用锅盖上气水一杯，灌下即醒。

### 解中白果毒方

小儿食之过多，胞胀欲死。

急用白鲞头煎汤，频频灌之，少顷自定。

### 解食桐油呕吐不止方

将干柿饼食之立解。

### 解癫狗咬方

即不咬破亦有毒。

先用蓑衣草，扎住两头，以众人热小便洗，搦去血水，急取斑蝥七个，去头翅足，酒洗，和糯米一把水淘，趁潮同斑蝥炒，以米黄为度，须于铜勺内炒，加六一散二两，共为细末，酒下或木通、灯心煎浓汤下。老少虚弱者，分作四分，壮年者，作两服，当时一服，余明日清晨服，服后，本人头顶心必有红头发一根，要拔去，将草纸摊在灰内，撒尿于其上，应有或红或白恶物如狗形者，如服完，即无狗形出，亦不妨矣，服后用甘草汤漱口，要忌一切荤腥油腻鸡鸭蛋，百日内要忌房事，如不忌，男女俱伤，小红赤豆、茄子、狗肉，终身禁食，至茄子并不可相近，邪犬之形，尾反舌垂，舌吐出黑色者是，宜急避之。

### 治狗咬方

用木鳖子烧灰存性敷之。

### 解毒蛇咬方

明雄黄五钱　　五灵脂一两

共研细末，每服二钱，陈酒送下，即将此末用麻油调敷患处，隔一时再进一服，立愈，亦有加白芷、贝母四味等分者，亦每服二钱。

### 又方

用香白芷为末，每服三钱，麦冬煎汤调服，其腥气黄水，从疮口出而愈。

### 解蜈蚣咬方

用旧毛竹箸，将圆头寸许烧焦，取下研末，敷患处立愈。

### 又方

取蜒蚰涂上，其痛立止。

### 治戟毛刺方

用甘草煎浓汤浸洗，砂糖搽之，糖霜亦可。

### 治误吞针方，名吸针丸

用透活磁石生研，将黄蜡和捻如针，凉水送下，裹针从大便出。

### 治误食铜钱方

胡桃肉四两　荸荠一斤

共捣汁和酒服，其钱即消，自大便而出。

# 诸疮①

### 治秃疮方

白鸡子油　松香　小儿头发

用香油煎油成膏，涂上即愈。

### 治一切秃疮并阴阳顽癣

用不落水猪网油摊开，将松香研细，掺在网油上，卷如煤头，在灯火上烧着，下用蚌壳，内放生矾末少许，受滴下之油，乘热搅匀，冷定搽在患处，或用摊油纸摊膏贴更好。

### 治秃疮方

先用黄蓄汁洗之，醋汤亦可。

皂荚七个，厕内浸七日洗净，晒干，火煅　榆白皮煅　枯矾
牛烟胶　轻粉　霜梅肉　铜青

将醋浸，调搽。

### 又方

白松香四两　肉墩头屑三两，烧灰存性　碎新青布二两，烧灰存性

---

① 诸疮：原作"疮"，据目录及正文改。

将多年竹灯烙窝，放松香在内烧烊，连油滴出，以碗受之，将前三味调匀敷之，四五日后，待其自落即愈。

### 治对口疮神效方

用活鲫鱼一尾，去肠鳞捣烂，加发垢四两，白蜜少许，搅匀，从疮外圈入，里面敷之极厚，留一孔出气，外以纸贴之，一二日即愈。

### 又方，名蟾蜜膏

飞盐五分　葱白三茎　活虾蟆三个　蜜一两

共捣一处敷之。

### 又方

妇人头上油垢三钱　黑背鲫鱼一个，约一两　猪眼梢一对

上同捣烂敷之。

### 又方

将雄猪眼梢肉三钱，剁烂如泥，加滑石末四钱，和匀敷患处，顶上以膏药盖之，拔去僵肉，放出黄水，即愈。

### 又方

鲜茄蒂七个，干者加倍　鲜何首乌一两

上用河水三碗，煎一碗，食远服，一服出脓，两服收口。

### 治痄腮方

用陈石灰不拘多少，炒七次，地土窨七次，醋调敷立愈。

### 又方

山栀末、飞面各等分，猪胆汁、好醋各半，薄调敷患处。

### 治拍蟹毒

即手大指、食指间所生，俗名丫指。

用活蟹打烂涂之。

**治指上疔疮**

名天蛇头，又名雄公蛋。

用鸡子一枚，顶上敲一小孔，先去其清放杯内，后去其黄，仍以清入壳，将蜈蚣一条煅灰，明雄黄末一钱，二味共①纳入壳搅和，以指入壳，周围以棉纸封固三四层，候一昼夜打碎，远远抛掷，切不可闻其臭气，此疮立愈。一方只用蜈蚣为末，鸡子不去黄，套指上候热，再换一个即愈。

**又方**

猪胆一个，入雄黄末一分，搅匀套指上，二三时即愈。

**又方**

雄黄细末，和蜒蚰捣烂，敷之即愈。

**又方**

雄黄七分　白芷三分

共为末，入雄猪胆内，套指上立愈。

**治坐板疮方**

生在臀上，俗名臀支疮。

用八九月间的西瓜皮，刮薄存一立米厚者，日中晒脆研细，疮有脓则干掺，无脓将自己津涎调末敷上，少顷，疮中即流出水来，敷二次即愈。一方益母草烧炭，不拘多少，用麻油调敷。

**治烂腿方**

用白芷、黄蜡、飞丹片粉，各等分，葱头捣猪髓调敷，油纸扎住，七日一换，二次痊愈。

**治脚面生疮不收口**

松香　枯矾　杉木灰各一钱

---

① 共：原作"其"，据文义改。

共为末，用麻油调涂，数次即愈。

**治脱疽方**

此症发于脚趾，渐上至膝，色黑，内痛不可忍，逐节脱落而死，亦有发于手者。

土蜂窠研细，醋调搽，应手而愈，真神方也。

**治阴湿脚疮久烂**

铜青　胆矾各五分　飞丹二钱　密陀僧　轻粉　石膏煅，各一钱

上研末，临卧时掺上，痛一夕即结痂，或有痒处，毒水不干，又掺上，痒极擦之。

**治脚指缝烂**

鲜鹅掌黄皮阴干，烧灰存性为末，掺之极效。

**又方**

好黄丹一味，掺三五次即愈。

**又方**

陈松萝茶末掺之。

**治脚指缝湿烂痒方**

用三白头升药底少许，和白糖霜打烂敷之。

**治脚指头上臭烂疮方，俗名臭田螺**

青石屑用市中多人踏者，又要洁净者，须研极细　丝棉灰少许　冰片少许

三药①共和匀掺上，外以膏药贴之即愈。

**治行路足肿方**

用草鞋浸尿缸内半日，以砖一块，烧红置鞋于上，将足踏

---

① 药：原本脱，据文义加。

之，令热气入足内，肿即消。

### 治臁疮方

陈石灰　坑砂煅　伏龙肝　百草霜各一两

上共为末，先将葱、艾煎汤洗之，桐油调敷，将草纸扎紧。

又方

修船旧油灰煅　东丹　石膏煅，各等分

上研极细，先将豆腐温水洗净患处，用麻油调药，敷之极厚，三日一洗一换，最无不愈。

又方

桐油　菜油　麻油各五钱　松香制一两　飞丹制三钱　铜绿二钱　黄占　白占各五钱

先将三油熬数滚，后入松香、黄白占，再熬数滚，后入飞丹、铜绿细末收之，摊隔纸膏贴之。一方，松香只用三钱，铜绿只用一钱五分。

### 治臁疮久不收口方

杭州破黑伞纸烧灰　飞丹　轻粉各一钱　牛脚胎煅至周围焦枯，以刀刮下，再煅再刮，直下至无心为度，三钱

四味与猪油同捣极烂，做夹纸膏，以针刺孔，先以葱、椒、飞盐汤洗净，拭干贴之，生肌长肉，再贴五六日，收口而愈。

又方

用鲜桑白根皮一斤，生猪板油四两，共捣作饼，将一饼贴之，每日换一饼，五六日后，换生肌末药。用赤石脂、乳香、没药、白占、冰片炒黄，轻粉煅过，狗胫骨以麻油调涂碗内复定，烧蕲艾熏黑碗内药，连番十余次，方以此药做夹纸膏贴之，数日

即愈。

### 治湿烂臁疮，并一切顽疮不收口者

麻油　柏油各二两五钱　管仲三钱　象皮五分，切片　血余一大团

同煎至发枯，去发再煎，滴水成珠，下炒飞丹五钱，方下后药

朱砂　儿茶　轻粉　没药去油　川椒　樟脑各五分　乳香去油，三钱五分　血竭一钱

共为末，搅匀离火候半冷，下黄蜡二钱五分，杭粉一两五钱，如法熬成膏，摊贴患处，一日一换神效。

### 治臁疮久不愈者

秘传夹纸膏。

老松香　樟脑　虢丹炒　水龙骨即旧船底内油石灰

共为细末，溶化松香，以小青油和之，以油纸随疮大小作夹膏，洗净疮后贴之，二三日一换即愈。若不效，加白芷、川芎、螵蛸于前膏内，若不加入，以此三味煎汤洗之亦效。凡臁疮用夹膏，须用旧伞纸以甘草汤煮，密刺其孔，比他纸尤效，如用寻常油纸，须用甘草、白芷、花椒、荆芥煎汤煮过，晒干摊膏，则不痛，且不生拐。

### 又方

麻油九两　大活雄鲫鱼一个，约斤许者　大枫子肉去油，四两

同熬至鱼焦枯，滤去渣，将油再煎，滴水不散，将油称见分量，每油一分，用飞炒过黄丹半分，加银朱二钱收之，摊贴，若不能收口，用哺胎不出鸡子，瓦上煅存性，研极细，掺上即收口，此掺药方，不但治臁疮，凡结毒痛疽，灸疮久烂者，立能收口生肌。

### 又方，名白玉膏

乳香　没药　象皮　白蜡各五钱　轻粉四钱　密陀僧　铅粉

黄蜡各二两

以上除蜡，俱为极细末，先用真桐油一斤，放锅内火上滚透，去沫油，先入密陀僧末搅匀，取起，入二蜡溶尽搅匀，待油稍温，方入细药，搅三百余遍，以大棉纸摊上阴干，随疮大小煎成膏<sup>①</sup>贴，待<sup>②</sup>疮中毒水流出，膏药遍黑，再换新者贴之。

### 又方，名紫脂膏

好麻油四两　　净花椒三钱　　葱头七大个，连须七寸长

三味同煎至葱焦脆，去渣，入白色松香五钱，黄占六钱，文火煎化，去上面浮出渣滓，煎至油面上有花纹，急离火倾碗内，加入好银朱一钱，搅匀收之，待冷凝，将碗合土地上三日，去火毒，摊夹纸膏贴之，纸只要一面刺孔，每膏贴五日一换，如痛者，用甘草汤先洗，痒者，花椒汤洗，若贴一膏即流尽黄水者，贴至五六膏而愈，若贴至三膏，方流尽黄水者，须贴至二十膏而愈，凡初贴之膏出水者，膏中有毒气在内，揭下则无用，水尽后再贴之，膏须存之，以待后来将长肉结盖时用，此贴过旧膏贴之，以为收功最妙。

### 湿毒臁疮方

炉甘石用童便制八九次，猪油调搽，神效。

### 又方

伏龙肝　　蚌壳灰各一两　　轻粉一钱半

或加苍术一钱，黄柏一钱，各炒焦为末，和匀用菜油调摊夹纸膏，将针刺孔，扎疮上，三日一换，先用花椒、米泔煎滚洗疮。

---

① 成膏：底本脱，据文义加。
② 待：原作"时"，据文义改。

### 治湿疮方

取桑树根上土中鲜白皮，去粗皮切细，同生猪油放石臼内打糙，先用冷茶洗疮拭干，用此药敷之，外以油纸盖之，将帛扎紧，换四五次即愈，加白蜡同捣作饼，反复贴之，一日夜再换，拔去毒水臭腐，生肌收口。湿疮与臁疮有别，湿疮有水窠头，不烂而甚痒，臁疮必烂而痛，凡治湿疮，切不可用升药及冰片，非惟不能奏效，反致溃烂难愈，凡远年湿风疮痒甚，诸药不效者，必有虫在内，须用药引出其虫，则用药有效矣，凡治湿疮，先用铅打薄片贴之，以帛扎住，毒水自流，流尽然后用药，方易见效。

又方

疥疮白泡亦治。

枫子肉一两　蛇床子炒　烟胶瓦上炒干　黄柏末　自死龟板炒灰，各五钱　黄丹二钱，水飞，炒紫　真轻粉五分

上为细末，桐油调搽，上以油纸复扎，五日一换，三次即愈，柏油调药更妙。一方无烟胶，有煅龙骨，用熟桐油调药。

又方

黄柏末　银朱　飞丹各五钱　煨石膏　龟板烧灰　蚌壳灰各一两　轻粉二钱　嫩松脂三钱

共为细末，菜油调作夹纸膏贴。

### 又方，名葱连膏

飞丹二钱　乳香　没药　黄连各五分　血竭一钱　冰片一分松香五钱　蓖麻子十八粒　葱白带须，七根

共为末，将葱头打烂和匀，以菜油调做夹纸膏贴之。

### 治臁湿疮方

黄丹　石无异各五钱　轻粉一钱　乳香　没药　樟水　水龙

骨　百草霜各一两

共为细末，桐油调夹纸膏贴之，前后翻换，神效。或加血竭、血余、儿茶、螵蛸、银朱、铜绿等药，贴过旧膏药藏好，以备日后收疮口之用。

**治一切疮毒，随贴随愈，并治风湿、痛疽、瘫痪、鹤膝风等症，俱神效**

南星　川大黄　桃仁　羌活　半夏　草乌　川乌　红花
独活　当归各四钱

用真麻油一斤，加生姜一两，葱白不拘多少，乱头发一团，入药内熬焦枯色，用绢滤去渣，用上好松香一斤，入滤过清油内，又熬至胡桃花起，先加入密陀僧二两，再徐徐加入硫黄末半斤，投此二味时，务须慢慢洒入，不可太多太骤，以滴水成珠为度，将此膏药倾入水中去火毒。

**治热毒湿疮，遍体生疮，痛而不痒，手足尤甚，粘着衣被，日夜不得眠者**

用石菖蒲三斗为末，铺席上卧，五六日即愈。

**治诸疮弩肉，如蛇头凸出寸许者**

用乌梅肉煅灰，掺上即愈。

**治脓窝疮，名鸡黄煎**

煨石膏三钱　寒水石二钱　黄丹　硫黄各一钱
共研极细末，将鸡子黄熬出油调敷。

**又方**

大黄三钱半　吴萸去梗，一钱半
共研细末，菜油调搽即效。

**治诸疮掺药方**

煅熟石膏一两　松香　白芷各三钱　樟脑二钱　轻粉五分

冰片一分

上为极细末，熬熟猪油调搽，治白泡疮更效。

### 治天泡疮方

黄柏末一钱半　轻粉一钱　雄黄一钱　青黛二钱　滑石一钱
寒水石二钱，火煅　银朱一钱半　辰砂五分　铅粉二钱　侧柏叶
末一钱

上为细末，丝瓜叶打汁，调搽立效。

又方

将绿豆装入粗瓦瓶内，以毛竹筷一把塞紧瓶口，再用瓦盆
一个，底下凿一孔，将瓶倒插于盆孔内，盆内用砻糠炭屑烧之，
绿豆油即在箸头上滴出，下以碗收之，俟出火毒，用油抹点疮
上，二三次立愈。

又方

青黛　滑石

各等分，马兰汁调敷。

又方

石膏　黄柏　青黛

各等分为末，扁柏汁调敷。

### 治痱子方

将腊雪收藏瓶内封口，至端午日，放黄瓜在瓶内浸之封好，
遇有痱子，敷上即愈。

### 治痱疮痒痛方

滑石五钱　绿豆粉四两，微炒

上研细和匀，以棉扑之。一方有枣叶一两。

### 治痤痱作痒，抓之又痛，难于坐卧者，名苦参汤

用苦参四两，大菖蒲二两，河水五瓢，同煎数滚，添水二

瓢，盖片时，临洗和入雄猪胆汁四五枚，洗之避风甚效。

## 治一切热疖

用芙蓉叶、菊花叶同煎水频洗，或捣烂敷之甚效。

## 治冻疮久不愈，年年发歇，先痒后痛，后即肿破出黄水，及出血不止者，名雄雉脑膏

雄雉脑一枚，捣烂　黄蜡　清油

上三味，以文火熬成膏，去渣，瓷器盛，用每日涂疮上。一方用大蒜梗煎汤洗之。

## 又方

用白萝卜打碎或切碎，内拣大者切二三寸一段，同用水煮一二十滚，不可太烂，亦不可太生，以所煮汤熏洗浸，并将所煮萝卜在疮上摩擦，一日洗三次，连洗三日即愈，永不发。

## 治冬月手足开裂方

用清油五钱，文火煎沸，先入黄蜡一块煎化，再入光粉、五倍子少许，熬令稠，紫色为度，先以热汤洗患处，火上烘干，即用药敷其上，以纸贴之，其痛立止，入水亦不落，若油中入粉多，则硬而成块，须以火炙，动挑敷亦不妨。一方无五倍子，一方加鱼胶、白及末。

## 又方，名油胭脂

用生猪板油去筋膜一两，入锅熬净，再入黄占五钱，白占三钱，同化清，次入银朱、黄丹各五分搅匀，以软能摊开为妙，敷之即愈。

## 又方

用童子剃下头发，洗净令干，将一二两放勺内熬烊，入羊油再同熬，令其无滓，去火俟冷如膏药，捻成细条，放入缝内，一日夜即裂缝不痛矣。

## 治汤火疮方

当归　生地各一两　麻油四两　黄占一两，白者只用五钱

上先将当归、生地，入油煎枯去渣，将蜡溶化搅匀，候冷即成膏矣，用涂患处，将细纸盖之极效，若发背痈疽溃烂者，用之亦甚效，凡死肉溃烂将脱，止有些些相连者，宜用剪刀剪去，盖死肉有毒，去迟则伤新肉矣，死肉去尽，尤宜速贴，盖新肉最畏风寒，切不可忽也。

又方

将猪毛煅存性，研末，加轻粉、硼砂少许，麻油调和，敷之立效，且无斑痕。

又方

用鸡子黄置银石器中，熬出油，调胡粉敷之。

## 治汤泡方

将煮熟鸡子黄，炒出油一杯，调生大黄末一两搽之。

## 治火汤热油伤方

用生鸡子清，好陈酒冲和调敷，三次必愈。

## 治火烧烂神方

凡遇此症，切不可浸冷水中，热毒内攻，必烂至骨，用好陈酒一二十斤，倾入浴缸内，略烧温，令患者坐酒中浸之，极重者不死。

## 治火烫伤方

急使一二岁小儿，不拘男女，撒尿于室中结实净土地上，少顷，取地面上浮腻滑湿之土敷之，即日止痛，解火毒甚妙。

## 治汤泡火烧方

此症切不可用冷水浇洗，如药不便，先饮童便一碗，或生萝卜汁一碗，再将生大黄细末，或香油，或生桐油调敷，如烂

至肌肉者，用山野人家百草霜三钱，轻粉一钱五分，研末，香油调敷甚效。

### 治初烫与溃烂方，名解毒行血膏

当归　刘寄奴　头发洗净　生地各一两

将麻油六两，铜锅内煎至发化药黑，滤去渣，下白占八钱，不住手搅匀，候药稍温，下生寒水石、煨大黄、嫩黄柏、生矾末各一两，轻粉末二钱，搅至药冷，埋土内出火毒，患者涂之。

### 治漆咬疮方

木形人每患此症，用杉木皮煎汤洗之，蟹壳汤洗亦可。

### 又方

将活蟹捣烂，涂上即愈。

### 取疮中多骨方

用乌骨鸡胫骨，实以砒石，盐泥封固，煅红出火毒，研末，饭丸粟米大，将白纸捻送入孔中，以拔毒膏贴之，其骨自出。


## 诸丹毒

### 治蛇丹方

刺鳝鱼尾血，同蜒蚰捣涂。

### 治火丹方

将蜒蚰捣烂，磨好京墨汁和涂之。

### 又方

柏叶　蚯蚓泥韭菜地上者尤妙　黄柏　大黄各五钱　赤小豆　轻粉各三钱

共研末，新汲水调搽。凡生火丹、流火，切不可吃猪肉，吃则发肿不消。

又方

将冬青树叶捣烂，和入鸡子清，敷患处，以绢缚之，一周时即愈。

### 治流火方

鲜紫苏　鲜凤仙花

将二味洗净，连根叶捣烂，放木盆内，以滚水冲入，将脚架盆上，熏至可洗，以软帛洗之立愈，十余年者，不过洗三四次不发矣。

### 治流火毒方

大黄　山栀　黄柏　雄黄　南星

上为末，将瓦花捣汁，调敷立效。

## 无名肿毒

治无名肿毒未成，初起五天之内，照方一服即消，如毒旺者，接连三服，无不消尽，真神方也。

用鸡蛋一个，倾在碗内搅匀，入芒硝一钱，隔汤炖熟，用三白酒照量饮，食尽为度。

### 内托护心散

防毒气攻心。

真绿豆粉一两　乳香五钱　灯心灰

上共为末和匀，以生甘草一两煎浓汤，调一钱，时时呷之。

### 治男、妇、小儿一切无名肿毒

将苦丝瓜连筋带子，烧存性为末，每服三钱，白蜜汤送下，日二服，夜一服，则肿消毒散，不致内攻，真妙方也。

### 治一切无名肿毒，鱼口便毒，杨梅结毒等症即消，名二角

## 消毒散

雄羊角二斤　血余炭一斤　穿山甲半斤　角刺灰一斤

上四味，俱用文武火煅灰存性，每服二钱或三钱，酒送下。

### 治一切无名肿毒，瘰疬尤效，名四制鲮鲤丸

归尾五钱　大黄　荆芥　桔梗　乳香炙　没药炙，各二钱
黄芩　连翘各三钱　防风　羌活各二钱半　全蝎一钱　蝉蜕二十
个，去头　僵蚕二十五个　牛皮胶一两，土炒　雄黄七分

用金头蜈蚣四条，去头足分作四样法制：一条用姜汁搽，
焙干；一条用香油搽，焙干；一条用醋搽，焙干；一条用酥搽，
炙。再用穿山甲四两，亦作四制：一两用红花五钱煎汤煮，焙
干；一两用牙皂五钱煎汤煮，焙干；一两用紫草节五钱煎汤煮，
焙干；一两用苏木五钱煎汤煮，焙干。上药共为细末，真米醋
打糊为丸，每丸重一钱二分，朱砂一钱五分共为衣，瓷瓶收贮，
瓶内放麝香五分以养之，每服一丸，滚酒送下，未成内消，已
成出脓，神效。

### 治诸毒已成未脓之际，服此，毒不内攻，名琥珀蜡矾丸

白矾一两二钱　黄蜡一两　雄黄一钱二分　琥珀一钱，另研极细
朱砂一钱二分　白蜜二钱

上四味，先研极细，另将蜜与蜡，铜勺内溶化，离火片时，
候蜡四边稍凝，方入上药搅匀，共成一块，一人将药火上微烘，
众手急丸小寒豆大，朱砂为衣，瓷瓶收贮，每服二三十丸，白
汤食后送下，病甚者，早晚日进二次。

### 移毒方

凡毒在紧要处，移在闲处，庶不伤命。

用地龙装在经霜丝瓜内，煅枯焦连瓜为末，每瓜末三钱，
入麝香二分，乳香、没药各五分，雄黄一钱，蟾酥一分，黄蜡

一两，共为末蜡丸，每服三分。上部要处，甘草、桂枝、麻黄煎酒下，即移在手上而散，如在背上，羌活、防风、姜煎汤下，移在臂上，如下部，木瓜、牛膝、灵仙、陈皮、独活、姜煎汤下，移在足上。神效。

### 治阴症诸毒膏

附子　肉桂　川乌　草乌　大戟　芫花　甘草　甘遂<sub>各七钱</sub>

一方加干姜一两四钱，附子□□、麻油二斤煎。

### 治阳症肿毒膏

马钱子<sub>四两</sub>　大黄　生地<sub>各二两</sub>　薄荷　玄参　黄柏　黄芩　栀子　血余<sub>各一两</sub>　蜗牛<sub>十个</sub>

上用麻油煎，去渣，滑石研末收。

### 治诸恶疮肿核，赤晕已成脓，不肯用针刺，以此药代之。但用小针点破疮头，贴上膏药，脓即自溃，此秘妙良方，名万宝代针膏

蓬砂　血竭　轻粉<sub>各一钱半</sub>　金头蜈蚣<sub>一个</sub>　蟾酥<sub>五分</sub>　雄黄<sub>一钱</sub>　冰片<sub>少许</sub>　麝香<sub>一分</sub>

上为细末，用蜜和为膏，看疮有头处，用小针挑破，以药少许，放纸上封贴，次早，其脓自出，如腋下有耍孩儿，名暗疔疮，或有走核，可于肿处，用针挑破，如前用之。忌鸡、羊、鱼、酒、面等物，吃白粥三日为妙。

### 加味太乙膏

肉桂　白芷　当归　玄参　赤芍　生地　大黄　土木鳖<sub>各二两</sub>　上阿魏<sub>二钱</sub>　轻粉<sub>四钱</sub>　槐枝　柳枝<sub>各一百段</sub>　血余<sub>一两</sub>　东丹<sub>四十两</sub>　没药末<sub>三钱</sub>　乳香<sub>五钱</sub>　麻油<sub>五斤</sub>

将药入油熬熟，滤过炼成膏，每油一斤，加丹六两五钱，夏秋再加五钱。

### 治痈疽神应膏

真阿魏三钱　麝香二钱　朱砂四钱　雄黄　五灵脂　甘草各一两　川乌　草乌各四两

将新鲜闹羊花十斤，拣去梗叶，打自然汁，入瓦器中煎成膏，如稠糖为度，将药为细末，入羊花膏内搅匀，勿令凝底。用大瓷几个，每盆将药摊一薄层，置烈日中晒干，取入瓷瓶封固。如遇肿毒，用酒调匀如半干糊，将笔蘸药，先从红肿□面一圈，待药将干，再画第二层于圈内，与前圈相连，即将酒润旧干圈上；待第二圈将干，再画第三层于圈内，与第二层相连，又将酒润外边干处。每干一层，再画进一层，止空当头，如豆大一孔，使毒气从此而出。圈完用酒常润药上，不可间断，至半日乃止，待药自干落，不必洗去，其毒自消。一方只用三味，新鲜闹羊花五十斤，打烂绞汁熬膏，川乌、草乌末各一两，和入膏内，用法同前。

### 八仙膏

龙骨　赤石脂　儿茶　血竭　乳香　没药各一钱　轻粉五分或一钱　冰片二分

用麻油二两，入当归五钱，煎枯去渣，入龙、石、茶、竭四味，再煎一二沸，次入乳没，略煎匀，后入黄占五钱，溶化冷定，入轻冰摊贴。

### 千捶膏

松香锅内溶化，倾入清水内片时，揉白取用，约一斤　蓖麻子六两，净　柏油二两　白蜡二两　大黄　银朱各二两　左顾牡蛎二两，用粗草包好，入火内煨存性

### 捶膏之法

在光平青石上，先将松香一二两，与蓖麻一二两，铺于石

上，用铁锤打碎，干则加蓖麻，湿则加松香，余药亦渐渐掺入，捶至极细腻为度，遇无名肿毒，摊贴用麝香少许，初起者，一张便效，若已溃者，用阿魏少许，即止痛，且易收口。此膏忌见火，须隔汤炖软摊之。

## 蜜膏

治一切臁疮、痰疬、广疮、下疳，久不收口者

松香一斤四两，醋葱汁煮过为末，筛净一斤　黄占　白占各一两　轻粉一两　乳香　没药　樟冰　象牙末炒　竹蛀屑　龙骨火煅　赤石脂醋煅　海螵蛸去壳　人中白煅　面粉炒，各五钱　儿茶三钱　血竭六钱　白蜜一两　桐油十三两

上十八味，先用松香溶化，次下桐油，次下黄、白二占，次下龙骨等药，次下轻粉，次下象牙末，次下乳没，次下樟冰，次下白蜜。

## 生肌收口膏

治诸疮并下疳及轻粉毒

乳香　没药各去油　儿茶　血竭　轻粉各一钱　寒水石　水龙骨各煅　韶粉各三钱　发灰　黄占　白占各二钱　麻油四两

将油先熬数沸下蜡，后下药末，用槐枝搅匀摊膏，先以防风、荆芥、苦参、黄柏、黄连、连翘、银花、甘草、槐花、绿豆粉各三钱，煎汤洗净其疮，然贴后之，一方有郁金一味。

# 卷　四①

## 跌打损伤

### 黎洞丹

治一切无名肿毒，昏困欲死，并跌打损伤，瘀血奔心，昏晕不醒等症。

牛黄　冰片各二钱五分　阿魏　雄黄各一两　麝香二钱五分
生大黄　儿茶　天竺黄　人参　三七　乳香去油　没药去油　血
竭　藤黄隔汤煮十数次，去沫，用子羊血拌晒，如有山羊血，加五钱，
不必用子羊血，以上药各二两

上共为末，将藤黄化开为丸，如芡实大，若干，少用白蜜，
外用蜡皮封固，每服一丸，用无灰酒送下，外敷用茶卤磨涂，
忌一切生冷发物。

### 紫金酒

治一切风气，跌打损伤，寒湿疝气，移伤定痛，血滞气凝。
此酒善通经络，沉疴久病，无不获效，每饮三五杯，立见痛止，
若预饮之，跌伤亦不痛。

官桂　明乳香　没药　广木香　羊踯躅　川羌各五钱　川

---

① 卷四：底本脱，题目原作"种福堂公选良方"，据全文统一体例改。

芎　玄胡　紫荆皮　五加皮　丹皮　郁金　乌药各一两

上为粗末，将好酒十斤，悬胎煮三炷香，分作十小瓶。

### 治跌打损伤，刀箭伤，军中第一仙方

生狗头一个将肉刮净，露天火煅存性，为末　人指甲灰　血余灰各一钱　陈松香五钱

共研极细，掺伤处，断骨即续，刀伤即愈，以四味等分，将酒内服亦可。

### 洗方

防风　荆芥　甘草

共煎汤，无风处洗。

### 治箭镞木器伤方

用艾绵摊成饼子，将火硝细末铺上，再用大蝼蝈捣成末，铺火硝上，包在伤处，一日一夜即出。

### 又方

用陈腊肉去皮，取红活美好者，连肥切细，将新象牙末及人指甲末拌腊肉内，剁合一处，厚敷四旁，一饭顷，其镞自出。一方，巴豆微炒，同蝼蝈虫，同研敷之。

### 治金伤箭镞伤方

真降香一两　五倍子五钱

共为末，掺患处，扎好即收口，加象皮一两更妙。

### 治金疮方

用沥青不拘多少为末，加响铜屑和匀，掺立愈。

### 又方

陈石灰　无毛小鼠　韭菜根

共捣极烂作饼，贴在背阴墙上，待干用刀刮下，研细末敷之。

### 又方

并治筋骨断。

生半夏　降香节　红铜屑　五倍子<sub>炒</sub>

上各等分为末，掺上扎好。

又方

降香节　制白松香<sub>各一两</sub>　血竭<sub>一钱五分</sub>　没药<sub>五分</sub>　文蛤<sub>五钱，炒</sub>

共末，掺扎，一方用炒五倍子五钱，不用蛤。

又方

五倍子<sub>炙</sub>　黄丹　血竭　大贝母<sub>各一钱</sub>　赤石脂<sub>四钱</sub>　海螵蛸<sub>二钱，炙</sub>　龙骨<sub>二钱</sub>

共为极细末，掺之。

又方

用好鸡骨炭，掷地有声者，不拘多少，与好松香等分，捣成一块，用老韭菜汁拌入阴干，如此捣拌三四次，方研细末收贮，每遇金疮敷之立愈，切不可饮冷水及稀粥，只吃干饭。

又方

白蜡<sub>一两</sub>　藤黄<sub>三钱</sub>

将麻油四两煎数滚，后下二味，再煎数滚，涂伤处立愈，此方止痛止血，并治打伤及汤火伤皆妙。一方用白蜡二钱，藤黄一钱，麻油一两。

**治刀斧伤，止血定痛生肌**

真降香<sub>锉碎，炒存性</sub>　五倍子<sub>微炒</sub>　头发灰

上各等分，为末掺之，将干箬叶护住，以软绵扎定，两日一换敷。

**立止血方**

并治针灸疤肉发红出血，及一切血管出血不止者，用热黄

牛粪涂之即止。

### 立止血方

用旧绵絮，烧灰掩之。

### 集灵接骨膏

生地　当归　大黄　寄奴　雄鼠屎<sub>各二两</sub>　闹羊花　红花
上肉桂　川乌　草乌　大戟　芫花　甘草<sub>各一两</sub>　甘遂<sub>五钱</sub>　五
灵脂　山甲<sub>各一两</sub>　紫荆皮　血余　地鳖虫<sub>各三两</sub>　野苎根<sub>四两</sub>

上用麻油四十四两，桐油二十四两，煎丹收好，加乳香、
没药、血竭、阿魏各一两，加桃、柳、桑、槐更妙，另用地鳖
末一两，闹羊花末五钱收。

### 接骨丹

将粪窖内多年瓦片洗净，醋煅九次研末，每末一两，加
五加皮、男子发灰各五钱，好醋调，每岁一分，好酒送下，
再用竹四片，将竹青向内，夹定患处勿动，若皮破者，勿用
掺药。

### 又方

古铜钱<sub>五钱，醋淬四十九次</sub>　骨碎补<sub>去毛，焙，三钱</sub>　乳香
没药<sub>各去油</sub>　自然铜<sub>醋煅</sub>　土鳖虫<sub>用生半夏一钱半炒，去半夏不用，</sub>
<sub>以上各三钱</sub>　血竭<sub>二钱</sub>

共为末，服一分，加瓜蒌仁七个同研，放舌上，酒送下，
头一次，加麝香一厘。

### 又方

用母鸡一只，要一斤重者，杀后连毛骨剁烂如泥，再将鸡
血和内再剁，敷于患处，用绸<sub>①</sub>包紧，三日即愈。

---

① 绸：原作"紬"，据文义改。

### 透骨丹

治跌扑损伤，深入骨髓，或隐隐疼痛，或天阴则痛，或年远四肢沉重无力，此药主之，真神方也。

闹羊花子一两，火酒浸炒三次，童便浸二次，焙干　乳香　没药不去油　真血竭各三钱

上为末，称准和匀，再加麝香一分同研，瓷瓶收贮封固，每服三分，壮者五六分，不必用夜饭，须睡好方服，酒可尽量送下，服后避风，有微汗出为要，忌房事、酸寒、茶醋等物，虚弱者，间五日一服，壮实者，间三日一服。

### 桃花散

治跌损刀伤，狗咬烂脚等症。

年久风化石灰十升，炒至桃花色存性　锦纹大黄一两，焙脆，研末将真麻油调敷，当日敷更效。

### 加味鼠灰散

陈石灰六两　大黄一两　童子发灰　乳香　没药　蒲黄略炒，各三钱

上石灰与大黄同炒，至石灰紫色为度，研细，取未开眼小鼠，捣极烂和药，又捣匀为饼，布包悬挂阴干，不拘刀斧等伤，研末，用韭汁拌敷之。

### 治跌打损伤方

闪挫初时，即于无风处，将纸捻触鼻内，用力打喷嚏二三十，则气升而止痛，再用胡桃肉捣烂，倾热酒内，尽量一醉而愈。

### 又方

用韭菜打汁，与童便各半，和热酒饮醉，或有折伤脱节，外用糟汤浸洗，忍痛揉上，用竹木绑扎，急寻地鳖虫炙脆为

末，酒调服。

又方

骨节跌损脱者，将生蟹一只，打极烂，用滚热酒倾入，连饮数碗，即以蟹渣涂患处，半日间瑟瑟有声，脱处自合，不能饮者，数杯为率。

又方

地鳖虫酒炙，十个　地蟮干焙干，十条　自然铜醋煅，二钱　骨碎补三钱　乳香五分

上为末，加苏木三钱，酒煎服。

## 又方，名七厘散

当归尾　红花　桃仁　大黄酒浸，晒干　自然铜醋煅七次，以上各一钱

土鳖虫去头足，炙焦，五钱　黄麻根烧灰存性　血竭　乳香　没药　儿茶　朱砂　雄黄　古铜钱醋煅七次，以上各三钱　麝香五分　骨碎补去毛，三钱

上为末，每服大人一分二厘，小儿七厘，以陈酒送下，出汗为度。

## 和伤方

用远年地坑中坑砂，其坑虽不必在露天，却要透风，有日光照着者为妙，其砂取淌水石畔凿下，厚三四寸者更佳，放屋中净瓦溜中，风吹雨洒，日晒夜露，常常反转，四五个月，看两面俱白，已无臭气，研极细末，每两配入辰砂二三分，每服五六分，空心放舌上，陈酒送下。此方兼治一切虚劳、吐血、发热，并妇人一切血瘀、干血、痨症。

## 治青肿，不拘破不破，不用开刀，一夜复原不痛，名松肉葱白膏

将不精不肥鲜猪肉二斤去皮骨，加葱白要一斤半，再加明松香三两，研极细末，以筛筛过，方可连葱放在肉内，斩为极细，摊敷患处，以布脚带裹扎紧，不可宽，至周时皮肉还原，与不打无异。床上房内最忌放毡皮等物，须切记，若脓血水任其流放，总不妨。

### 治周身打伤方

用大生蟹一只，小者两三只，捣极烂，大热酒冲服极醉，一夜即安。

### 治头面跌扑青紫方

用生半夏末，醋调敷之神效。

### 治破伤风久不愈，手背强直，牙关紧闭者

南星姜汁制，一两　防风一两　蝉蜕五钱

上为细末，每服三钱，滚黄酒一碗调服，再吃生葱三四根，以被蒙头出汗，汗尽为止，忌烧酒，病重者，加鱼鳔一两，炒存性研末，每服三钱，黄酒调下，其风自退。一方名独胜散，但用蝉蜕五钱，去头足为末，好酒煎滚服之。

### 临杖预服方

自然铜醋煅七次　当归酒洗，打　无名异洗去浮土　土鳖虫
乳香　没药　地龙去土晒干　苏木

上各等分为末，炼蜜丸，鸡豆大，每服三丸，开水下。

### 治杖伤方

初杖时，甚者即服童便酒、红花酒，伤处用热酒浸揉洗，血净或未净，即用热豆腐铺上，其气如蒸，则血散矣，豆腐连换数次，或白萝卜煮半熟打烂，乘热敷上，连换则不致成杖痈伤命，亦不致溃烂日久也。

又方

用细白矿灰成块者五钱，以泉水或井水，入灰于内化碎，搅数十下，澄清，将麻油小半碗亦可，以前澄清[①]灰水倾去灰脚不用，清者倾入油内，以箸搅数十下，其油即干，次将大黄细末五钱，樟冰五钱，同研匀入油内调和，然后敷上，以皮纸盖好，再加草纸，用脚带扎紧，立时黄水血水流尽，松则再扎，肿消痛止而愈。一方加生半夏末五钱，白芨二钱尤妙。

又方

用毛竹节烧灰，重者五钱，轻者三钱，好热酒送下，其痛立止。

### 治棒疮神膏

用猪板油一斤，熬去渣，再入黄蜡三两同熬，滴水软硬得中，再下乳香、没药去油，儿茶各一钱二分，冰片一钱，共为细末，即倾入瓷器内，候温再加轻粉末三钱，布上摊贴，三日满口[②]，五日平复。

### 神效打板膏

治死血郁结，呃逆不食，并夹棍伤烂。

乳香　没药各去油，三两　轻粉　血竭各三钱　冰片三分　麝香一分　樟脑二钱　黄蜡一两二钱　猪板油熬去渣，净油三两　儿茶二钱

上为细末，将油蜡同化成膏，贴患处，昼夜流出恶水，即时苏醒。

### 治夹打伤痛不可忍者

活鲫鱼一个，约二[③]三两重者　陈酒糟一钟　铜末五钱　胡

---

① 清：底本脱，据文义加。
② 口：原作"日"，据文义改。
③ 二：原文为"三"，据文义改。

桃肉四两

共捣，敷患处。

**预备夹棍方，并名小金莲方**

乳香 没药各去油，一钱 蓖麻仁炒 川乌 草乌各五钱

上共为末，将肥皂二十个，去弦及内外筋膜，同药捣极烂，在夹棍先一日，做四饼，敷两拐骨过夜，次日洗去，任夹无妨，如治妇人金莲，敷在足骨上过一夜，次日洗去，骨软如绵。

又方

肥皂四五个 地鳖虫二十个 铜末五钱 陈糟二两

共捣敷如前法。

**治夹棍疮方**

初夹下将猪肉四两，用胡椒照人一岁一粒，捣烂敷上扎好，不用洗，不可解动，一夜即愈。

又方

一出衙门，即用热童便一盆，将足浸之，如便冷，烧红砖二块淬之即热，直至童便面上，浮起白油，其伤尽出，庶不痕痕，再用肥皂捣如泥，入鸡蛋清和匀，敷伤处，以草纸包裹，用脚条缚紧，一夜不动即效。

**内服末药方**

人中白煅，一两 自然铜五钱 乳香去油，二钱 木耳烧灰存性，五钱 牛膝三钱

共为末，再用牛膝三五钱，煎酒调服。如无末药可用：当归、川芎、乳香、独活、鳖虱、胡麻、毛姜、红花、五加皮各一钱，将生白酒一壶煎数沸，随量饮，避风寒，厚被盖出汗即愈。如骨伤，加土鳖一枚。

## 治拶伤方

指上拶过有凹痕，用银朱和酒磨浓，依痕圈之自复。

## 治自刎断喉方

自刎者，乃迅速之症，须救在早，迟则额冷气绝，必难救矣，初刎时，气未绝，身未冷，急用热鸡皮贴患处，安稳枕卧，或用丝线缝合刀口，掺上桃花散，多些为要，急以绵纸四五层，盖刀口上，以女人旧布裹脚，周围绕五六转扎之，颈项郁而不直，刀口方不开，三日后急手解去前药，再用桃花散掺刀口，仍急缠扎，过数日，用红肉膏敷患处，外用生肌长肉大膏药贴之，再以绢帛围裹，针线缝紧，俟其长肉收功。

## 桃花散方

石灰半升　大黄一两五钱，切片

二味同炒，至石灰变红色为度，去大黄，筛极细末，此药并治一切刀疮出血不止俱效。

## 余粮丸

治脱力劳伤。

皂矾八两，用红醋二茶杯煅至通红色，放地上出火毒　余粮石四两，醋煅七次　砂仁四钱，姜汁炒　白豆蔻三钱　枳壳四钱，炒　厚朴四钱，炒　真广皮三钱　干膝一两，炒到烟尽　白芷二钱　川贝母二钱　铁梗茵陈五钱，不见火　海金沙一钱　益母花五钱　广木香二钱　地骨皮二钱

上各为末，煮黑枣为丸，缓症，朝服七分，夜服八分，重症，每服一二钱，好酒下。此方不独治肿胀，如妇女干血痨，产后朝凉暮热，男妇反胃、噎膈、腹痛，小儿吃泥土、生米等物，及积年虚黄、脱力、黄疸等症，极重者，服至六两全愈。孕妇忌服，服此药者，忌河豚，终身忌荞麦。

又方

禹粮石四两，醋煅　皂矾四两，浮麦煅红透　生地二两，醋炒
熟地二两，酒煮　当归一两，酒炒　贝母去心，一两　红花五钱
香附童便浸炒，二两　生木香一两　陈香圆炒，二两　白术土炒，
一两　茵陈　杜仲盐水炒　砂仁去衣　蔻仁炒　白芷炒　川牛膝
酒炒　川椒焙　陈皮炒　陈松萝　百草霜炒　枳壳各一两　豨莶
草酒拌，晒　益母花各二两

上共为末，枣肉二斤，丸桐子大，朝服七分，暮服八分，
陈酒送下，忌荞麦，诸豆面食，鱼腥，萱花，糟物，瓜茄生冷，
产后去皂矾。

# 围药

## 将军铁箍散

治诸毒疮红肿突起，用药四围箍之，不令滋蔓走注毒气。

南星　大黄　苍耳根　盐霜白梅各一两　白及　白蔹　防风
川乌各五钱　草乌　雄黄各三钱

上为细末，先以苍耳根、霜梅捣烂拌药，如干，入醋调得
所，于疮四围用药，作铁箍敷之，止留疮高突处，如药干，以
鸡毛蘸水润之，日换二三次大妙。方内亦可再加陈小粉、五倍、
白芷、蜗牛、芙蓉叶、薄荷、人中白等药。

又方

白及　白蔹　南星　半夏　刘寄奴各四两　草乌　五倍子
石膏　大黄各六两　芙蓉叶八两

上共为末，毒硬者，绿豆粉和醋调敷，毒软者，以蜜调敷，
留头出气，外以纸贴之，神效。

又方

五倍子十两，焙黑　凤仙花子三两　皂荚三两，炙灰存性　大黄　陈小粉炒黑　明矾各三两　土木鳖炒黑　人中白如无，皮硝代之，以上各一两

共为细末，醋调敷神效，一方加芙蓉叶三两。

**围药方**

无脓即消，有脓即溃。

五倍子一两　白芷六钱　藤黄　百草霜各三钱　生半夏　生南星　白及　陈小粉　飞面各四钱

共为末，红醋调敷。

**一笔消**

治一切痈肿。

雄黄　胆矾　硼砂　藤黄　铜绿　皮硝　草乌各一两　麝香二钱

上为细末，和蟾酥为条，如笔管大，金箔为衣，用时以醋磨浓，将新笔蘸药涂四围，连涂数次即愈。

**神应围药**

治气血不和，壅遏为疮，高肿赤痛者，又兼治痰郁寒湿为疮者。用雄小活鲫鱼七个，鲜山药四两，大葱头连须二十一个，共捣烂，再用千年陈石灰半斤，生南星、生半夏、白及、赤芍细末各一两，和匀阴干，再研为细末，临用之时，蜜水调敷四围，外用绵纸掩之。

**治一切无名肿毒围药**

藤黄五钱　五倍子二两　白蜜　葱头各一两

用米醋调围患处，留顶勿敷。

### 应手散

金银花　白及　白蔹　川乌　草乌　芙蓉叶　南星　半夏　大黄　五倍子炒黑　陈小粉炒黑　陈石灰用桃桑槐枝拌炒，红色为度，各四两　牙皂二两　乳香　没药　蟾酥各五钱　丁香四钱

共研细末，临用时加麝香一分，阳毒用醋调敷，阴毒烧酒调敷。如毒坚硬，加鲜山药、葱白头、人头上垢、糖霜[①]，捣和前药，调敷患处，中留一孔出气。

### 四虫丹

治诸般疔疮发背，一应恶疮神效。

芙蓉叶　紫地丁各一斤　千金子十两，去油壳　桑虫二两，炙干　活桑一两，晒干或炙干　姜汁　蒜汁各半斤　葱汁五两

上用阴阳水四斤，煎至半斤去渣，再用红蚰三两，麝香三钱，雄黄一两研，蜈蚣一两研，烧酒三两，盛倾银罐内，将铁油盏盖定，炭火升过，候酒尽即起，再用烧酒一斤，并后五味入药内，熬成膏子，用瓷器收贮，临用时将井水化开，围患处，如火之热，其毒即时消退，可收下再治后人，如不煎膏，将前药晒干，洒烧酒，再晒再洒，酒尽为度，作末收藏，临用时筛细，以井水调围亦妙。

### 立消肿毒方

名五色蟾酥墨

雄黄　银朱　胆矾　韶粉　藤黄　铜绿　硼砂各一两　麝香一钱

上共为末，用蟾酥为条，如笔管大，阴干，水磨涂患处立消。

---

① 糖霜：原作"塘霜"，据文义改。

治一切阴症，毒疮恶疖初起，白色，不甚肿，附骨极痛，敷药提出阳分

生半夏　生山栀　生白芥子

上各等分，飞面、葱汁、白蜜调，围顶上，留一小孔，干则以葱蜜汁润之，一日两换，自然红肿高起。

### 治阴症疽发

艾叶一斤　硫黄　雄黄各五钱

以水同煮半日，捣烂候温敷上，再煮再易，十余次，知<sup>①</sup>痛者可生。

### 治阴症敷药方

山栀　苦杏仁各二十一粒　北细辛二钱　青壳鸭蛋清一个　白萝卜一小个　飞面一文　葱头二十个连须　蜜一两

上药研末，共捣烂，寒天隔汤炖温敷患处，每日一换，敷三次即消。

### 治阳症围药方

花粉　黄柏　姜黄　薄荷叶　人中白　大贝　五倍子　芙蓉叶各三两　白芷　南星　白及　白蔹各一两五钱　大黄　小粉各五两

上共为末，敷患处。

### 拔毒异法

以极细铁屑，将好醋煎二三沸，捞醋中铁屑，铺于患处，将上好活磁石一大块，频频吸之，阴症用此，其毒自出也。

### 清凉救苦散

治一切天行时疫，头面、耳目、鼻腮、项颈红肿痛。

芙蓉叶　桑叶　白及　白蔹　车前　大黄　黄连　黄柏

---

① 知：原作"和"，据文义改。

白芷　雄黄　赤小豆　芒硝

上各等分研末，蜜水调敷，频频扫之。

## 提药

### 提药方

治诸毒不起，敷之立起。

藤黄　雄黄各三钱　蟾酥　红药各二钱　冰片　麝香各一钱
蓖麻子肉一两

先将蓖麻肉去皮，打如鱼冻水，入诸药打成膏，瓷罐收贮，勿令泄气，按此方与砂藤散相较，斟酌其分量，该用藤黄、雄黄各三钱，红药三钱或四钱，冰片、蟾酥或不用，麝香或三分，再宜加辰砂一钱。

### 大提药方

围敷初起，对口发背恶疽，四五日即可消。

雄黄　藤黄　真当门子各一钱　朱砂三分　蓖麻子肉三钱，
要不老不嫩　红升药一钱五分，如用一钱，则略缓难效

先将蓖麻子研如泥，后和各药研烂，用象牙匣封藏，外用虎皮包好，则不泄气。

### 黄提药方

郁金　雄黄　藤黄各二钱　牛黄　蟾酥　硇砂　麝香　冰
片各五分　巴豆肉八钱　蓖麻肉

上各研细捣磁，遇症放膏药上少许贴之，治一切恶毒，未成可消，已成用之化腐，疗毒更妙。

### 白灵药

炉甘石一两　黄连一钱　黄柏　黄芩各二钱

将三黄煎浓汁，将甘石放在银罐内，烧极红收汁，约九次，以甘石酥为度，晒干研细，加冰片五分，治口碎，点眼甚妙，加珍珠少许，治下疳，可生肌长肉，凡有热毒，配三白头升药，人乳调敷立愈。

### 红升丹，名五灵升药

水银　白矾各五钱　朱砂　雄黄各二钱五分　火硝八钱

上照升法升之。凡一切无名肿毒，如溃久内败，四边紫色黯色，将灵药水调研稀，以鸡毛扫于黯肉上，立刻红活，死肉脱去，再上生肌散即收功，凡通肠痔漏，将此药以纸捻成条，插管内七日，其管即随药条脱去。


## 降药

### 白降丹，名夏冰对配丹

水银　净火硝　白矾　皂矾　炒白盐

以上药各九钱，炼法将前药共研至不见水银星，盛于新大倾银罐内，以微火熔化，火急则水银上升走炉，须用烀炭为妙。熬至罐内无白烟起，再以竹木枝拨之，无药屑拨起为度，则药吸于罐底，谓之结胎，胎成用大木盆一个盛水，水盆内置净铁火盆一个，以木盆内水，及铁盆之半腰为度，然后将前结就之胎，连罐复于铁盆内之居中，以盐水和黄土封固罐口，勿令出气，出气即走炉，再用净灰铺于铁盆内，灰及罐腰，将灰按平，不可摇动药罐，恐伤封口，即要走炉，铺灰毕，取烧红栗炭，攒围罐底，用扇微扇，炼一炷香，谓之文火。再略重扇，炼一炷香，谓之武火，炭随少随添，勿令间断而见罐底，再炼一炷香，即退火，待次日盆灰冷定，用帚扫去盆灰，并将封口土去净，开看，铁盆内所有白霜，即谓之丹，将瓷瓶收贮待用，愈陈愈妙，其罐内原胎，研掺癣疮神效，若恐胎结不老，罐复盆内一遇火炼，胎落铁盆，便无丹降，亦为走炉，法用铁丝作一三脚小架，顶炉内撑住丹胎，再为稳要。此丹，如遇痈疽、发背疔毒，一切恶毒，用一厘许，以津唾调，点毒顶上，以膏药盖之，次日毒根尽拔于毒顶上，顶上结成黑肉一块，三四日即脱落，再用升药数次，即收功。此丹用蒸粉糕，以水少润，共和极匀为细条，晒干收竹筒内，名为锭子，凡毒成管，即约量管之深浅，插入锭子，上盖膏药，次日挤脓，如此一二次，其管即化为脓，管尽再上升药数次，即收功矣。此丹比升丹，功速十倍，但性最烈，点毒甚痛，法用生半夏对搀，再加冰片少许，能令肉麻不痛。

又方

水银一两　青盐　皂矾各二两　火硝二两半　硇砂　雄黄朱砂各三钱　白砒五分　明矾二两

上共研匀，放阳城罐内，微火煨干，后降三炷香，候冷取药，不可放生人鸡犬冲破，肿毒未成名件者，用醋调，点患处头上，看毒大小，如桐子大泡起，毒即消。若已成不肯穿者，亦用此丸，将膏药贴头上，半日即穿。

又方

水银　火硝　生矾各五分　食盐二分

上共研末，入倾银罐内，放炭火上，文火煎滚，滚至边上先起焦黄色，候至满面俱焦黄米色为度，将罐离火候冷，再用圆正擂盆一个，里面须拣光细者，将银罐连药轻轻倒合在擂盆内，罐口与擂盆缝间，须用棉纸条，墨水润湿，加盐泥封固，然后将擂盆坐于大水盆中，罐底上先加文火，用扇扇之，先文后武，煅至以五寸线香为度，退去炭火候冷，先扫去罐口外盐泥，然后开罐，取降于擂盆底内之药，药色以洁白如霜者为上，若青黄黑色者不可用，或以银簪脚与磨亮刀头略沾微唾，蘸药在土，即刻起锈者为佳。每用，用新棉花蘸药敲些些于膏药上，比升药更要少些，贴后两杯热茶时即发痛，半日即止。毒重者，每日一换膏，毒轻者，贴两三日亦不妨，若贴大肿毒，膏上先放些寸香、阿魏，然后上此药少许贴之，若要做咬头药，代针丸，将面糊以竹片拌和，做成细条，切作芝麻粒大，放膏心中，对肿头贴之。此药不可沾在指头上，沾则要疼痛发泡退皮，此药陈久者，少痛性和缓，却要多用些，如第一次降完开出，倘药色不白，可将罐内之药刮净，此药无所用处，只将降于擂盆底内之药刮出，另将水银、火硝、生矾各五分，食盐二分，并将擂盆内降不透之药，与四味头一并研和，从新再入银罐，照依前法降之，此药若一次降不如法，不妨两次三次连降，即降至十数次方能降好，计筹已有水银五钱在内矣，每次只要将银罐铲净，或另换新银罐，每次只要用水银、火硝、生矾各五分，食盐二分，直降到好方止。初起煎时，须要火候得法，若火候不及，则罐中结胎尚嫩，水银尚活，倒合转来，非连胎堕入擂盆底内，即活水银先溜入擂盆底中，若火候太过，结胎太老，非水银先已飞去，即有降不下之病，总以结胎不嫩不老为度，用烀炭火最得法。凡疮毒已穿破者忌用。

## 代针点头

### 代针膏

治疮疡脓熟不溃

乳香二分　白丁香　巴豆炒焦　碱各五分

上为末，热水调点疮头，干则常以碱水润之。

又方

桑木灰七钱　矿子灰五钱　荞麦秸灰　茄科灰各一两

上四味，放锅内，水五碗，滚十数滚，用布袋滤去渣，将水从新用铁勺熬至一小杯存用，如肿毒数日，内有脓不得自破，其头如疮大者，将此药在头上画一十字即破，其脓就出，诸般大疮，有疔角腐肉不脱者，用此药水洗之即去，又点面上黑痣、雀斑神效。

### 透骨丹

蟾酥　硼砂　轻粉　巴豆各五钱　蜗牛二个　麝香一分

先将药研细，后入巴、蜗再研，瓷瓶收贮，每用少许，乳汁化开，将疮头轻轻拨破，挑药如米许大，纳于疮口，外以膏药盖之。

# 长肉收口

### 生肌散，即名海龙粉

龙骨　血竭　红粉霜　乳香　没药　海螵蛸　赤石脂各一分
嫩石膏二分

上为细末，敷上极效，大凡诸生肌散内，要配红粉霜，若要去腐肉，每生肌散一两，配入粉霜或三分或五分，如治下疳等疮，每两只配入一二分。

又方

血竭　象皮　蚌壳灰　大贝母　龙骨各一钱　赤石脂　熟石膏各二钱　儿茶八分　乳香六分

### 收口掺药

龙骨一钱，煅熟　厚象皮二钱，煅　熟石膏五钱　儿茶　轻粉
乳香　没药二味去油　琥珀各五分　白螺蛳壳煅末二钱

上共为细末，掺上即愈。

又方

灯草灰　白螺蛳壳煅末　旧黑伞纸煅灰　轻粉各三分　冰片
珍珠各五厘　血竭二分

### 八宝丹

治腐肉已尽，新肉迟生，掺上立效。

乳香　没药各去油　血竭　轻粉各二钱　儿茶　龙骨　铅粉
各一钱　冰片五分

共为极细末，用笔管绷细纱筛疮上。

### 润肌散

治一切疮疖结盖后干痛，及冬月手足冻裂，并汤火伤。

当归　生地各五钱　真麻油四两

将药入油内熬十数沸，去渣，加黄蜡一两，瓷瓶收贮。一
方用黄占七钱，白占五钱。


## 麻药

### 麻药方

此系外科动刀针不痛之药。

白芷　制半夏　川芎　木鳖去壳，依法泡制　乌药　牙皂
当归　大茴香　紫金皮各二两　木香五钱　川乌　草乌各一两，
俱生用

共为细末，每服一钱，好酒调下，麻木不知疼痛，若人昏

沉，用盐水饮之即解。

**又方，名孙武散**

荜茇　生半夏　南星　肉桂　乳香　没药　胡椒各一钱
川乌　三七　蟾酥　草乌各二钱　丁香八分　麝香少许　花蕊石
二钱半　风茄子三钱

共为细末，入瓷瓶内，临用敷之。


## 瘤瘿

### 治血瘤方

用甘草煎膏，以笔涂四围，一日上三次。又将芫花、大[①]
戟、甘遂，各等分为末，醋调，另以新笔涂甘草圈内，勿近甘
草，次日缩小，再如前涂三四次愈。

### 系瘤法

兼去鼠妳痔，用芫花根洗净，带湿，不得犯铁器，于木石
器中捣取汁，用线一条浸半日或一宿，以线系瘤，经宿即落，
如未落再换线，不过两次自落，落后以龙骨、诃子末敷疮口，
即合，系鼠妳痔依上法，累用之极效，如无芫花根，只用花泡
浓水浸线。

### 消瘤方

用极细生铁屑，醋拌放铜勺内煅，干则再拌，如此三次，
研极细，再用醋调敷，便觉患处不甚适意，过一宿剥去再敷，
以平为度。

---

① 大戟：原作"太"，据文义改。

### 治眼皮生瘤方

用生鸡蛋一个，顶上敲一小洞，入川贝母末三分，仍糊好，饭上蒸熟食之，每日吃三个，一月愈。

### 枯瘤散

灰苋菜即藜藿晒干烧灰，半碗　荞麦烧灰，半碗　风化石灰一碗

三味和一处，淋汁三碗，慢火熬成霜，取下配后药

番木鳖三个，捣去油　巴豆六十粒，捣去油　胡椒十九粒，擦去粗皮　明雄一钱　人言一钱

上共为末，入前药和匀，以瓷瓶收贮，不可见风，以滴醋调匀，用新羊毛笔蘸药，点瘤当头，瘤有碗大，则点药如龙眼核大，若茶杯大，则点药如黄豆大，干则频频点之，其瘤干枯自落。如血瘤破，以发灰掺之，粉瘤破，以白麻皮烧灰掺之，外以膏护好，自能敛口收功。

### 敛瘤膏

治瘰瘤枯落后，用此搽贴，生肌收口　海螵蛸　血竭　轻粉　龙骨　象皮　乳香各一钱　鸡蛋五个，煮熟用黄，熬油一小钟

上各研细末，将蛋油调匀，用甘草汤洗净患处，以鸡毛扫敷，再将膏药贴之。

### 治瘿气颈肿方

黄药子一斤，酒十斤浸之，入瓶蒸透，常常饮之，勿绝酒气，三五日渐消。常把镜照，或以线① 每日量之，觉消即停饮，否则令人项细也。

### 海带丸

治瘿气久不消。

---

① 以线：底本脱，据文义加。

海带　海藻　贝母　青皮　陈皮各等分

上共为末，蜜丸如弹子大，食后嚼一丸。

## 诸疯

### 治大麻疯方

此症全身肿胀[①]，头[②]发眉毛俱落，两脚臭烂者。

将虾蟆一只，用泥裹之，烧熟去泥，乘热放瓷碗内，以滚黄酒冲入，上用小瓷碗盖之，泡半时，只服酒，取汗为度，只服一次，三日全愈。

### 治鹅掌疯方

用白鸽粪为末，夜间气用生桐油涂患处，将鸽粪烧烟熏之，须用旧吊桶去底，罩火上，以手架桶上，手上用物遮蔽，勿使烟气去泄，熏至黄色为度，熏后勿洗手，须过一夜，二三次即愈。

又方

用紫背浮萍不拘多少，晒干，瓦上烧烟，将患处熏之，到热时，用扁柏捣汁涂之，极重者三次必愈。

又方

将豨莶草一把，藏糟一小块，煎汤洗手，将生桐油搽患处，用青松毛扎紧，炭火上烧烟熏手，勿见汤水，次日再洗再搽再熏，如此七日全愈，指甲坏者俱效，屡试屡验，真神方也，六月伏中治之，更便除根。

又方

---

① 胀：底本脱，据文义加。

② 发：底本脱，据义加改。

用大黄鳝一条，去肠与头尾，切一寸一段，以香油一两，入锅内，将鳝鱼竖起煎之，将枯，去鱼留油，入瓷罐内，将穿山甲烧细末，用少许，以此油调搽患处，将炭火炙。

### 又方，并治一切手足疯

用香樟木打碎煎汤，每日早晚温洗三次，洗半年必愈。

### 治鹤膝疯方

此症初起，虽用火针及灸，及一切敷提之药，皆不能效，必要使两膝眼发泡，泡穿出黄水，方能奏功。

用老虎脚迹草，取其根打烂，入蚬壳内，合膝眼上扎好，待发泡挑穿出水，俟其结疤，即能行矣，大约一月全愈。一方，用铁线帚草根一分，石见穿草用根梗，俱红色者佳，连根梗叶俱用，如秋冬根梗俱老，止用其叶半分，俱要当日取新鲜者，隔宿勿同，同打加飞面少许，亦扎膝眼内。

### 又方

闹羊花　苍术各四两

将童便煎数滚洗患处。

### 又方

大肥皂四个，去核　生姜　葱各四两　大附子八钱　硫黄五钱

将陈米醋一斤煮药，捣如膏，加樟冰一两共研，和敷患处止痛。

### 治白癜风方

硫黄　密陀僧　轻粉各一钱　麝香五厘

上共为细末，白水茄蒂蘸药擦之，生姜片亦可，糟茄蒂更妙。

### 治肾囊风湿热疙瘩作痒，搔之则痛，名蛇床子汤

蛇床子　归尾　灵仙　苦参各五钱

用水五碗煎数滚，入盆内先熏后洗，两三次即愈。

**治肾囊痒方**

用葱三十根，胡椒花椒各一两，蛇床子末一两，均作三服，煎汤洗之立愈。

**治肾囊肿痒内有疥虫**

用好花椒烘脆，研极细末，真柏油调涂，外以旧帛包之。

**治肾囊疯肾子肿大，一名绣球疯**

将鸡蛋煮熟，去白留黄炒出油，再用老杉木烧灰存性，调油搽之。

**治肾子烂出方**

用老杉木烧灰存性，苏叶为末，各等分敷上，仍以苏叶包之。

**治肾子肿如水晶，阴汗潮湿方**

用灶心土三升研碎，砂锅内炒极热，加川椒、小茴香于上，将阴囊放在上面，冷即再炒，三次即愈，内服除湿汤。

**治囊湿方**

白枯矾五钱　蛇床子二钱　黄柏　大黄　石菖蒲各一两

上为细末和匀，河水调敷，湿则干掺，或用六一散掺，之亦效。

**治男子阳痿囊湿，女人阴痒方**

用蛇床子煎汤洗之，立愈。


## 癣疥

**治各种癣疮方**

用新鲜羊蹄叶不拘多少捣烂，加川椒、白糖并食盐少许，以布共包之，浸好陈醋内半日，取布包搽<sup>①</sup>癣，三日即愈。

### 治湿癣方

癣成湿疮，浸淫转甚，以至诸药不效者

用芦荟二两，炙甘草一两，俱研极细末，先以温浆水将癣洗净敷之，立干便瘥，真神方也。

### 治癣方

用大露蜂房一个，不拘多少，以生矾填入孔内，用破罐盛之，仰口朝上，用炭火煅，令白矾化尽为度，取出研末，搽癣上，一二次即除根，永不再发。

又方

火硝　石灰　轻粉　硫黄　银朱

上各等分研细，用老姜汁、谷树汁、大蒜汁、蜜汁、土大黄汁共和一钟，将前药入汁内，搅如浆糊。先用穿山甲刮破，取槟榔切断，蘸药擦，五日愈。

又方，名九熏丹。

用上好铜青二三两研细，将上好烧酒拌之，须不干不湿，涂于粗工碗底内，翻转合地上，以砖垫露一线，下以蕲艾熏之，候干再拌再熏，如此九次，少亦要七次，约以青色带黑为度，然后再研细，将烧酒拌做成锭子，用时以醋磨搽，每日三五次，三五日后，若觉干裂，以菜油少许润之，七日可愈矣。

又方

生半夏<sub>三粒</sub>　明矾<sub>一钱</sub>　凤仙花二十朵，<sub>梗叶亦可</sub>　土大黄根<sub>不拘多少</sub>

上共捣烂，和醋少许，先以穿山甲刮碎患处，擦上即愈。

---

① 搽：原作"楂"，据下文改。

又方

银朱　藤黄各一钱

将谷树汁调搽，一二次即愈。

又方

川槿皮　海桐皮　尖槟　樟冰　苦参　黄柏　白及各二钱
雷丸一钱五分）　枫子　杏仁各二十粒　木鳖四个

用火酒浸七日，将穿山甲刮癣少碎，以酒搽之即愈。

又方

土槿皮二两　苦参一两　斑蝥一钱，去头足尾，炒黄　土木鳖
子肉三钱　尖槟榔　生矾　生南星各五钱　生半夏三钱

用河水、井水、火酒各一碗，将前六味先浸一宿，至临煎
时入南星、半夏，再添河水、井水、火酒各一碗，煎一炷香
时候，去渣存性，埋土中七日出火毒，否则发泡痛甚，不时
涂擦。

### 又方，名五黄散

鸡脚大黄　硫黄　雄黄　姜黄　藤黄

上各等分为细末，菜油调涂患处，七日勿洗浴全愈。

又方

硫黄一两，研细　蛇床子一两，略炒枯取起，乘热掺入硫末，令
其收入　生矾　枯矾　炒过花椒衣　樟脑　冰片各五钱　银朱三
钱　飞盐三分

上共为细末，以生猪板油去筋膜捣如泥，调和少许，先将
患处刮碎，以手指染药擦之，药不须多，但取滋润，浴后擦之，
每日三五次，忌浴三日即愈，或柏油调亦可，并治疥疮。

### 治癞疥疮方

生矾　枯矾　水银各二钱　雄黄三钱　尖槟榔五钱，忌见火

蛇床子五钱，炒　斑蝥①七个，用糯米同炒，炒熟去米不用

先将水银放罐子内，即入青铅二钱，俟青铅与水银烊成，一块取起，然后将槟榔研细，次将斑蝥研，再将明矾、雄黄研，总以极细为妙，诸药和匀，方入水银再研，用无蜡柏油再研和，搽擦一二次即愈，凡男妇并小儿头上，乳头上、阴囊上俱忌搽，未出痘小儿忌搽。

又方

蛇床子　苦参　芜荑各一两　雄黄五钱　枯矾一两二钱　硫黄五钱　轻粉二钱　樟脑二钱　大枫子肉　川椒各五钱

上各为细末，生猪油调擦。

## 汗斑

### 治汗斑方

白附子　硫黄　密陀僧各一两

上俱为末，用生姜蘸搽，三五日即愈。

又方

密陀僧五钱　硫黄一两

上研细末醋调，煨姜蘸搽患处，次日即焦，每日搽一次，七日内须忌洗浴，待其黑色退即愈矣。

### 治夏月汗斑如疹方

密陀僧八钱　雄黄四钱

上研极细，以姜蘸药擦之。

---

① 斑蝥：原作"斑毛"，据文义改。

### 治痱子方

绿豆粉一两　滑石五钱　轻粉二钱

上为细末，以棉蘸药扑于患处。

## 雀斑

### 治雀斑方，名艳容膏

白芷　甘菊花去梗，各三钱　白果二十个　红枣十五个　珠儿粉五钱　猪胰一个

上将珠粉研细，余俱捣烂拌匀，外以蜜拌酒酿炖化，入前药蒸过，每晚搽面，清晨洗去。

### 又方，名玉容散

白僵蚕　白附子　白芷　三奈　硼砂各三钱　石膏　滑石各五钱　白丁香一钱　冰片三分

上为细末，临睡用少许，水和搽面，人乳调搽更妙。

### 治雀斑酒刺白屑疯皮作痒，名玉肌散

真绿豆粉八面　滑石一两　白芷一两　白附子五钱

上共为细末，每晚用数钱搽面。

### 治雀斑亦治疮疤

将清水调鹰粪，涂之自愈。

## 疣痣

### 点一切疣痣及息肉鸡眼方

桑柴灰、风化石灰各一斤，鲜威灵仙六两煎浓汁，淋二灰取汁熬成稀膏，瓷器收贮，用点诸患处，不必挑破，应手而除。

**治痣方**

用水调石灰一盏，如稠粥样，拣整糯米不破者，半插灰中，半出灰外，经一宿米色变如水晶样，用簪挑少许，置米于痣上，半日痣自脱出，不得着水，三二日愈。

# 小儿门

治小儿初生下，满身无皮但是红肉，用早稻米粉干扑，至生皮方止，或以伏龙肝鸡子清调涂。

## 初生

小儿初生，即服此药，花痘稀疏，并不生疮疖。

大黄一分　甘草一分　朱砂五厘，另研末

将上二味人乳浸，饭上炖一时，去渣，加入朱砂，调匀服之。

凡小儿初生，口腭并牙根生白点，名马牙不能食乳，急用针挑破出血，用好京墨薄荷汤磨，以手指蘸墨遍口腭擦之，切勿令食乳，待睡方可。

## 雪口

硼砂七厘　火硝三厘　冰片五厘　铜绿一厘

共研极细末，用新羊毛笔，蘸桐油润笔，再蘸药末，敷于口舌上，半日即愈，甚者敷二三次。

小儿初生数日内不吃乳，旧方用猪婆乳，然而难得，今即用活蚌剖开，取水三四茶匙服之，即能吃乳矣，神妙。

## 脐风

初生后七日，或脐口受风，令儿生病，令乳母每日午时前，看小儿上腭牙根，但有如粟米白泡，随用手轻磨破，可免他疾。

### 脐烂不干

用白羯子，即蟆子，烧灰敷上即愈，或用枯矾、龙骨煅过为末敷上。

### 封脐散

断脐带后用。

龙骨一钱，煅　红棉灰一钱　归头一钱，焙

上为细末，用少许干掺脐内。

### 小儿无辜卒死

取葱白纳入下部及两鼻孔中，气通或嚏即活。

### 稀痘丹

赤豆小饭赤豆　黑豆　绿豆　粉草各一两

为细末，用竹筒刮去皮，两头留节，一头凿一孔，以药末入筒中，用杉木砧塞紧，黄蜡封固，外以小绳系之，投入腊月厕中，满一月即取出，洗净风干，每药一两，配腊月梅花片三钱和匀，若得雪中梅花片落地者，不着人手，以针刺取者更妙，如急用，入纸封套内略烘即干。儿大者，用一钱，小者，用五分，俱以霜后丝瓜藤上小丝瓜煎汤调，空心服，汤宜多服，服后忌荤腥十二日，解出黑粪为验，一次可稀，三次不出，每年服一次。

稀痘神方传方之家已十三代未出天花矣

蓖麻子三十六粒，去壳，拣白色者去衣用，黄色者不用　朱砂一钱，须透红劈砂，另研细末　真麝香五厘

将三味于乳钵内研烂如泥，每年端午日午时，用手指蘸药，搽儿头顶心、前心、后心、两手心、两足心、两手弯、两腿弯、两腋下，共搽十三处，如铜钱大，约半分厚，搽药后，任其自干自落，不可洗去，即端阳前半月，初生小儿亦可至期搽用。

## 梅花丸

治小儿痘疹，起死回生之药[1]。

腊月取梅花不拘多少，阴干有一两外用。当归一钱五分　茯苓一钱　升麻五分　竹茹八分　甘草三分

用水钟半，煎至八分，温热时将梅花拌浸一日，取出晒干，研极细末，如小儿病，用雄鸡一只，吊起左足良久，将竹枪入鸡喉内取血，调梅花末为丸，如绿豆大，滚水送下二丸，即刻见功，如小女儿病，用老雌鸡吊右足，如前取血，制造晒干，以好瓷器收贮，不拘远年近日听用。此方济人，万无一失，小儿临危，任是毒甚，略有微气，用滚水送下，不拘时，只不宜多服。

## 人牙散

人牙一两，盐泥固济，煅存性

研极细末，每服一枚，酒下，凡痘密如蚕种，皮毛一片，无异蚕迹者，死症也，法取人牙煅研，酒调，四五朝时服之，痘可立起。

---

[1]　药：原作"病"，据文义改。

### 换痘丹

犀角一两　梅蕊一两　丝瓜灰一两　雄黄一钱　朱砂二钱
滑石一钱　麝香三分

上为末，用麻黄膏丸如芡实大，每服一丸，酒浆化下，凡
痘密如蚕种，皮毛一片者，服此毒便解，痘即变，另发一层好
痘，起死回生。

### 紫金锭

治小儿一切危痘，各照汤引磨服，神效。

辰砂五钱　陈胆星五钱　蝉蜕三钱　甘草三钱　麝香一钱
蛇含石四两

一方加僵蚕四钱　白附子四钱　白茯神四钱　白术四钱

一方加僵蚕三钱　白附子五钱　减去甘草一钱

共为极细末，饭捣丸，每锭重五分。


## 救逆痘

痘至七八日，或十日，灰陷倒塌，抓破无血，空壳无浆，
目开不食，破损处如焦木灰色①，危笃垂死。

老白雄鸡冠血，愈多愈妙，白酒酿十匙，芫荽汁二十匙，
三味搅和，隔汤炖，徐徐热服，少待皮肤红活，即有另发大痘，
目复闭，面复肿，其内陷之毒，皆复发出，渐思饮食，初与米
饮，次与黄芪粥饮，不必更服他药也，服一次若未全起，五更
再与一服，倘面红气喘不妨。

---

① 色：原作"红"，据文义改。

### 神灯照法

治痘痒塌之极，火到痒除。

川椒　艾叶　红枣　芫荽　茵陈　乳香　白芷梢　陈香圆
安息香

共为末，作纸捻熏照。

### 白螺散

治痘抓破。

白螺蛳<sub>不拘多少</sub>　片脑少许

香油调搽患处即愈。

### 治痘后翻疤，脓水溃蔓延

赤石脂<sub>一两</sub>　寒水石<sub>一两</sub>　大贝母<sub>七钱</sub>

为末干掺。

### 象牙散

治痘后翻疤。

新象牙<sub>三钱</sub>　儿茶<sub>一钱半</sub>　僵蚕<sub>二钱，炒断丝</sub>　珍珠<sub>三钱，</sub>
<sub>腐制</sub>

共为极细末，用油胭脂调涂，毒水如注，渐渐收口。

### 痘疮余毒、眼目膜障

用蛇蜕一具，洗净焙燥，又用天花粉与蛇蜕各等分，以羊
肝破开，入药在内，麻皮缚定，再用米泔水煮熟食之，旬余即
愈，蛇蜕须用洁白色者，若用杂色者有毒。

### 拔毒散

治痘后手足肩背痘毒痈肿。

韶粉<sub>一两</sub>　大黄<sub>五钱，炒</sub>　雄黄<sub>三钱，另研</sub>　五倍子<sub>一两，炒</sub>
乳香<sub>五钱，另研</sub>　没药<sub>五钱，另研</sub>　黄丹<sub>五钱</sub>　白及<sub>一两，炙</sub>　白
蔹<sub>一两，炙</sub>　黄柏<sub>七钱，炒</sub>　白芷<sub>一两，焙</sub>

共为细末，蜜水调搽。

## 治痘毒方

用新鲜楝树根皮，同绿豆捣烂，厚敷患处立愈。

## 齿病敷药方

治小儿痘疹余毒，牙龈破烂出血，或成走马牙疳者，立效。并治大人牙烂，口舌破碎如神。

人中白一钱　铜绿三分　麝香一分

共为细末，茶洗口牙净后，用指头蘸药末，敷上即愈。

## 天花开在眼中方

用新象牙磨水，滴入眼，其花即退。

## 痧症发不透

穿山甲五分，炙为末收起

先以西河柳一两，薄荷五分，水煎滤清，入白酒酿山甲末，调和热服，暑月不用酒酿。

# 急慢惊风

## 探生散

治小儿急慢惊风，诸药不治，以此定其死生。

雄黄一钱　没药一钱　乳香五分　麝香二分半

上为末，用少许吹鼻中，如眼泪鼻涕皆出者可治。

## 青礞石散

治小儿急慢惊风，潮涎壅塞，命在须臾，此药入口即活。

青礞石一两，入砂锅内，同火硝一两，用炭火煅令通红，以硝尽为度，候冷如金色，研为细末，每服二三分，薄荷汤下。

### 治小儿急慢惊风

五月五日午时，取白颈蚯蚓，不拘多少，去泥，活捣烂，加辰砂等分，和匀为丸，如绿豆大，金箔为衣，每服一丸，白汤送下。取蚯蚓时，以竹刀截两断，看其跳快者，治急惊风，跳慢者，治慢惊风，作二处修合极妙。

### 急慢惊风 ①

急惊者，身热面红痰盛，忽然手足牵引，啼不出声，目睛上视者是。

取活蚌一个，银簪脚挑开，滴入姜汁，将蚌仰天片时，即有水出，用瓷杯受之，隔汤炖热，灌下立愈，神效。

### 小儿急惊风

石菖蒲捣烂，绞汁二三十匙，老姜汁数匙，和匀灌下即愈。

### 哑惊风

细叶菖蒲捣汁，和雪梨汁同饮。

### 小儿惊痛迷闷，嚼舌仰目者

犀角尖五分，磨

滚水冲服。

### 小儿五痫

甘遂末一钱，猪心一个，外以干面糊包，在灶火内煨熟，去甘遂末，连面食之。

### 秘傅抱龙丸

专治小儿着惊吓，伤心肝二经，即唇青四肢摇动，起卧不安，盖抱者保也，龙者象东方肝木也，故此丸为治惊之要药也。

---

① 急慢惊风：原作"小儿急惊风"，据目录改。

赤芍一钱　川贝母一钱七分　防风五钱　桔梗三钱　明天麻一钱七分　钩藤三钱三分　枳壳三钱　薄荷叶三钱　胆星七钱　陈皮三钱　天竺黄三钱　茯神二钱

共为细末，炼蜜丸芡实大，朱砂为衣，每服一丸，滚汤下，有外邪，姜汤下。

### 诸羊癫风

白矾一两　雨茶一两

共为细末，蜜和丸桐子大，每服五十丸，食远陈茶送下，小儿二三十丸。

### 猴子疳，名二粉散

是症从肛门，或阴囊边红晕烂起，渐至皮肤，不结癧，或眼稍、口旁亦红，若不早治，必至烂死，凡见此症时，切忌洗浴，只用软绵帛蘸甘草汤揩净用药，虽延蔓遍身，可保立愈，此方极秘，已救人无算矣。

绿豆粉一两　标朱一两　冰片一分或二三分亦可　轻粉一钱半

上为极细末，将金汁调，鹅毛蘸敷上，如无金汁，雪水亦可，或用灯心甘草汤亦可。一方：轻粉用二钱，加牛黄二分，内再服化毒丹。

### 乳母煎药方

小儿患猴疳，乳母亦宜服药，量精神强弱，服分数不拘。

黄连　金银花　连翘　甘草　赤芍　当归　牛膝　桔梗　黑山栀　薄荷　木通

上各等分，用新汲水煎，渣再煎，食远服。

### 头耳疳疮

将明松香，用草纸卷之，浸菜油内半日取出，点火将淋下油，加飞丹、枯矾在内调匀，冷定搽之。

### 头面疳疮

黄丹三钱　枯矾一钱　黄柏三钱　铜绿三钱　白芷三钱

共研细，菜油调搽，一二次必愈。

### 头上疳疮

明松香一两，入葱管内煮过，待冷干了，同飞丹一两，煅过头发三钱，研细，菜油调搽。

### 又方

飞丹五钱　搽面宫粉三钱　明松香一两

将葱管数根，入松香在内，水煮数滚，去葱晒干研末，五倍子将铜勺焙黑，略有微烟取出，研末三钱，枯矾灰一钱，共研极细，如疮干，用菜油调搽，湿则干掺，立愈。

### 治面耳疳疮、下疳诸般恶症

樟脑二两　铜青　轻粉　枫子肉各一两　蛇床子二两　雄黄　黄丹　寒水石　硫黄豆腐制，各一两五钱　漏芦　枯矾各二两

共为细末，猪油调搽。

### 痧痘后走马牙疳

明矾五分　冰片一分半　白硼砂二钱　人中白一钱，煅　皮硝一钱　雄黄牛粪尖一个，火煅黑存性

共研细末，吹入患处立愈。

### 小儿痘后、痧后牙疳方

雄黄牛粪尖，须用经霜者妙，瓦上炒成灰存性，每钱入冰片二分研细，吹患处立愈。

### 治小儿走马牙疳方

用女人溺桶中白，以火煅过，研末一钱，铜绿三分，麝香一分。

共为末，搽患处即愈。

## 小儿口疳

并治走马牙疳。

冰片一分五厘　甘草二分　儿茶二分　龙骨一分二厘　黄柏五厘　薄荷五分

春夏用薄荷五分，儿茶二分，秋冬用薄荷三分五厘，儿茶一分五厘，腐烂者，方加龙骨，走马疳，加珍珠五厘，西牛黄三厘，症凶者，方用上二物。

## 口疳吹药

人中白一两　黄柏末一两　青黛一钱　枯矾三钱　冰片少许　文蛤三钱　紫甘蔗皮灰五钱，炒过

共为细末，吹之立愈。

## 集仙固齿丹

五倍三分　龙骨二分　甘草三分　蔗皮灰五分　人中白五分　黄柏末三分　青黛一分　枯矾一分　冰片一分　薄荷三分　儿茶三分　黄牛粪尖一个，炙存性

共为细末吹之。

## 治小儿口疮，并治牙疳

人龙用尿洗净，瓦上焙脆研细，和青黛少许，冰片少许，研匀搽之立愈。

## 珠荟散

治小儿五疳积发热，牙疳并花后牙疳。

真芦荟五分　龙脑　薄荷叶五分　珍珠四分，研至无声　真青黛三分　官硼砂二分　大冰片五厘　儿茶五分

上为极细末，瓷瓶贮好，以蜡塞口，勿令泄气，临用吹患处。

## 治小儿疳疾

用虾蟆一个，放在瓶内，将纸封口，过七日，再用洗净粪

中蛆，不拘多少，入瓶中，任虾蟆食之，用炭火煅灰存性为末，蜜丸食之。

### 治头面疳疮，及白泡湿毒等疮，并治痘后翻疮，妇人蚀疮神效

五倍子一两，去蛀屑。微焙　枯矾二钱五分　没药二钱，去油　飞丹五钱，汤泡淡炒　蛇床子七钱，略焙　白芷六钱，烘　真轻粉三钱　明雄黄一钱　乳香二钱，去油

共为极细末，将老松香和熟猪油卷在青客布内，以火燃之，滴油于碗内，待冷，将油调药，搽之即愈。

### 消疳无价散

治小儿疳积，并治疳眼。

石决明一两半，煅过　炉甘石五钱，童便煅　滑石五钱　雄黄二钱　朱砂　冰片五分　海螵蛸五钱，煅去壳

共为细末，量儿大小，或三分、五六七分，用不落水鸡肝，竹刀切片，上开下连，掺药在内，将箬包好，入砂罐，米泔半碗，重汤煮熟，连汤食尽，眼盲者，服四五肝即愈。

### 鸡肝药

滑石六钱，水飞　雄黄二钱　朱砂三钱，水飞，忌见火　冰片三分　石决明一两半，煅　海螵蛸四钱，煅去壳　炉甘石六钱，童便煅七次　赤石脂三钱，煅

共为末，每鸡肝一具，入药末五分，陈酒、米泔各半盏，饭上蒸熟食之，开瞽复明。

### 又方，每岁服一分，疳积夜眼方，名五色鸡肝散

石决明一两，九孔者，童便煅　炉甘石六钱，煅　赤石脂五钱，煅　朱砂五钱，水飞，不见火　海螵蛸四钱，炒黄　雄黄四钱　白滑石八钱

各研极细末，每岁一分，用不落水鸡肝一具，竹刀切开，掺药在内，箬包扎，瓦罐内米泔煮熟食之，极重者二三服即愈，此药忌见铜锡铁器。

### 治小儿夜盲，或疳积后目闭翳膜者

羖羊肝—具　谷精草—握

瓦罐内煮熟，不时食之，甚效。

### 小儿咳嗽发喘，鼻扇肺胀，名百花矾

透明白生矾—钱，研极细末

用生白蜜三四钱调和，放舌上，徐徐吃下即愈。

### 治小儿痞块，名三反膏

生甘草　甘遂　苋菜各三钱　鳖肉—两　硇砂—钱　木鳖①子肉四个，去壳

加葱白七根，入蜜少许，捣成膏，摊狗皮上贴之，如药略干，加葱蜜润下，用二次愈。

### 治虫

朝吃榧子三四个，下午吃使君子三四个，其虫即尽，但须兼服补脾胃药，不然虫尽则伤人，慎之。

### 治小儿虫积方

榧子二三斤，陆续吃完即愈。

### 蒜螺丹

治小儿水肿腹胀，小便不利。

大田螺四个　大蒜五个　车前三钱　麝香少许

上前三味同研，后加麝香，再研为饼，每用一个贴脐中，将膏药护之，水从小便出。

---

① 原文为"必"，当作"鳖"。

## 兑金丸

有黄黑二种，通治小儿百病，二种药共十四两。

白丑黄者用。二两，去壳，磨极细，头末　大黄二两　川连三钱
雄黄二两　胆星五钱　神曲五钱　黑丑黑者用。二两，去壳，磨极细，
头末　虾蟆极大者，用一具，须要黄者，用银罐入内，用油盏盖住，铁
丝扎好，外用炭火煅出黑烟，至黄烟出为度，放地上冷透出火毒，擘开如
墨黑者良，如小者，用两具，五月五日午时煅　青黛二两　石膏一两
滑石一两　胡连三钱　神曲五钱

上二种丸药，俱用生研，水法丸如米粞之小，每岁各一丸，
匀服，早晚各进一次。

## 阳春白雪糕

补养脾胃。

白茯苓四两　山药四两，炒　芡实四两　莲肉四两，去心　陈
仓米半升　糯米半升　白糖二斤

先将药米粉蒸熟，再入白糖，印作饼子晒干。

## 锅焦丸

小儿常用健脾消食。

锅焦炒黄，三斤　神曲四两，炒　砂仁二两，炒　山楂四两，蒸
莲肉四两，去心　鸡肫皮一两，炒

共为细末，加白糖、米粉和匀，焙作饼用。

## 肥儿丸

常用可免饮食伤脾之症。

山药二两，炒　茯苓　白扁豆炒　五谷虫淘洗净，炒　山楂炒
白芍炒　麦芽炒　神曲炒　当归各一两五钱　白术土炒　陈皮
使君子肉煨，各一两　生甘草七钱　胡连七钱，姜汁炒

蜜丸绿豆大，每服一钱。

### 小儿胎痰，独生一个，白色不红者

南星　半夏　川乌　草乌

俱生用等分研末，或葱蜜，或鸡鸭蛋清调敷，一切外症，色白者皆可用。

### 胎癣，名粉艾丹

先用猪胆汁浴净，再用宫粉调涂碗内晒干，用艾熏至老黄色，取下为末，绢袋扑之。

### 小儿白秃癞疮，名美首膏

百草霜一两　雄黄一两　胆矾六钱　轻粉一钱　榆树皮三钱

用石灰窑内烧红流结土渣四两，共为细末，猪胆汁调，剃头后搽之，神方也。

### 治小儿白秃癞疮方

用石灰窑内烧红流结土渣四两、百草霜一两、雄黄一两、胆矾六钱、榆树皮三钱、轻粉一钱为末，猪胆汁调，剃头后擦之，神方也。

### 小儿头上黄水疮及秃痂神效，名香粉油

黄丹一两，水飞　无名异一钱，炒　宫粉一钱，炒　轻粉三分，炒

片松香二两为末，入葱管内，用线扎定，水煮融化，去葱候干，共为细末，香油调搽，神效。

### 治黄水疮，八宝丹

螵蛸一两，去骨　赤石脂一钱二分，煅　文蛤一钱二分，炒焦　白龙骨八钱　儿茶一钱　枯矾一钱　黄丹一钱　宫粉七分

共为末，掺上神效。

### 治小儿黄水疮

不论头面遍身俱有，水流湿处即生。

用铅粉不拘多少研细，井花水浓调，糊干大碗内，将艾火烟熏复碗内粉，熏至绿色为度，取下研细，疮湿者干搽，干者用麻油调搽。

**治黄水疮方**

石膏三钱，煅　龙骨三钱，煅　片松香三钱　白矾三钱，煅

上药共研细末，以鸡蛋黄熬油，和前药敷上。

**治小儿体肥，耳后、腋下、阴间湿痒者**

用海螵蛸研末，炒微黄敷之甚良，其次用宫粉敷之亦好。

**治小儿瘰癞头**

铜绿八钱　杏仁七十五粒，去皮尖　木鳖子[①]五个，去壳　乳香五钱　没药五钱　血竭一钱　轻粉一钱　明松香四两　蓖麻子肉一两

共捣成，千捶膏贴之。

**治小儿瘰癞头，名绿燕丹**

取多年柏油，入铜勺内熬滚，去渣，再入铜绿、生矾、燕窝泥调匀搽。

**又方**

用死猫头一个，在瓦上煅焦黑存性，研末，掺在加味太乙膏上，贴之即愈。

**小儿鼻衄不能吃乳**

鲜生地黄，捣烂取汁，灌之即愈。

## 砭小儿丹法

小儿头上生游丹欲砭者，必令卧在凳上，将脚跟一头，用

---

① 木鳖子：原作"木别子"，据文义改。

砖二块垫起凳脚，以坠毒气于头顶，然后用瓷锋砭之，使毒气皆从头顶而出，若乳母抱立，则毒气顺下，壅塞咽喉，必难生矣，慎之慎之！

### 赤游丹

青黛二分　雄黄五厘　蜒蚰一条

用瓦松一枝，同打烂，绞汁敷。

又方

活蜒蚰　葱头　飞面

鸡子白调敷，一方加白蜜少许。

### 小儿遗尿

用不落水鸡胵腔一具，鸡肠一条，猪尿胞一个，各炙焦为细末，每服一钱，黄酒送下，女用雄，男用雌。

# 妇人门 ①

**治干血劳奇方**

过三年者不治。

用白鸽子一只，去肚肠净，入血竭一年者一两，二年者二两，三年者三两，用针线缝住，用无灰酒煮数沸，令病人吃之，瘀血即行，如心中慌乱者，食白煮肉一块即止。

**治妇人女子带下，虚脱症极效方**

芡实粉二两　白茯苓二两　赤石脂一两，煅　牡蛎一两，醋煅　禹余粮一两，煅　牛角腮一两，炙黄

共为末，好醋一杯，拌和前药晒干，再捣末，打糊为丸，每服二钱。

**治妇人久积虚寒，小便白浊，并滑数不禁**

用鹿角屑炒黄为末，每服二钱，温酒空心下。

**治妇人脏躁之症**

好哭悲伤，颠狂骂人，如有鬼神，平时女人好哭，自己不知其故，服之最妙。

生甘草三两　小麦一升　红枣十枚

---

① 门：底本脱，据目录改。

水六升，煮三升，分三次服即愈。

## 经闭

土鳖虫一两，炙存性　上好血珀末五钱　麝香三钱

酒打和为丸，每服三分。

## 血淋

用发灰二两，藕汁调服，痛胀甚者，三日即愈。

## 治血崩

大生地一两，炒　龙骨四钱，煅，研极细　生牡蛎四钱，研极细　石榴皮三钱，炒　乌梅肉三钱，炒　阿胶六钱，蒲黄炒　陈棕灰三钱　百草霜三钱　陈京墨三钱，炒

上研极细末，用淮山药五钱研末，醋水打糊为丸，分作七日服，内加人参三钱尤效，或用人参汤送下。

### 血崩方

陈棕灰　百草霜　头发灰各一两

共为末，每服一钱，陈酒下。

### 治血崩不止

用陈棕、棉花子二味，烧灰存性，黄酒送下即止。

月水逆行，上出口鼻。

韭汁童便温服。

### 小便血

鲜地骨皮洗净，捣自然汁，无汁，以水煎浓汁，每服一杯，加酒少许，食前温服，能清心肾，开郁结，兼以分利，若专温补，反生湿热为害矣。

### 治孕妇痢疾秘传妙方

用鸡蛋一个，破一孔，如指大，以银簪脚搅匀，加入黄丹三钱五分，用纸封口，在饭锅上蒸熟，食之即愈。

### 安胎方

胎气不安，或腹痛，或腰痛，或饮食不甘，俱宜服之，或五六个月，常服数贴最妙，足月亦可服。

人参五分，虚者加倍　白术一钱，土炒　陈皮五分　甘草三分　当归一钱　川芎八分　白芍一钱，炒　砂仁七分，炒　紫苏一钱　香附六分，炒　黄芩一钱，炒

腹痛倍加白芍，腰痛加盐水炒杜仲、川断，内热口渴去砂仁，加麦冬，见红加酒炒地榆、生地，以上各一钱。

### 又方

归身一钱五分　川芎七分　白芍一钱，炒　熟地一钱　白术一钱五分　条芩一钱五分，炒　砂仁一钱，炒　陈皮一钱　苏梗五分　炙甘草四分

如或下血加蒲黄、阿胶，腹痛加香附、枳壳，如恶阻加竹茹，去地黄。

### 治胎漏方

用炒熟蚕豆壳磨末，每服三四钱，加沙糖少许调服。

### 治死胎不下

皮硝二钱，壮者三钱，寒月加熟附子五分，酒半杯，童便一杯，煎二三沸温服。

### 治胎衣不下

用牛膝三钱，葵子五钱，水煎服。

### 产后腹胀闭结，膨闷气结，坐卧不安

大麦芽炒为末，用一合，陈酒调服，一方，每服三钱。

### 产后面紫

乃恶血上冲气壅，故目不合。

山楂一两，炒枯

童便煎服。

## 产后面黑

乃恶血入肺，发喘欲死。

苏木一两

水三钟煎至一钟，调人参细末五钱服。

## 治产后恶露不尽发热

用童子母鸡一只，竹刀杀，干挦去毛破肚，将陈酒洗净，用益母草花一二两，装入鸡肚内，加陈酒浸，隔汤煮烂，去益母花，只将鸡淡吃，连酒汁亦吃，留鸡骨炙存性，研末，沙糖调酒送下。先吃鸡一只，第二三只，将金茶匙草，代益母花，照前法入鸡肚内煮吃，骨亦吃，一二只即愈。

## 产后血晕

韭菜切入有嘴瓶内，将醋三碗，煎滚入瓶内，将瓶嘴塞产妇鼻孔即醒。

## 产后阴翻

泽兰叶煎浓汤熏洗，即收。

## 吹乳不通

雄猪前脚爪一个，鬼馒头二个，并煮食之，一日即通，虽无子女，人食之亦有乳。

## 治乳不通

丝瓜连子烧存性，酒下一二钱，被盖取汗即通。


# 杂症

## 治乳岩方

此病先因乳中一粒大如豆，渐渐大如鸡蛋，七八年后方破烂，一破则不可治矣，宜急服此药。

生蟹壳数十枚，放砂锅内焙焦为末，每服二钱，好酒调下，须日日服，不可间断。

### 青皮散

治乳痈初起。

青皮<sub>去瓤</sub>　山甲<sub>炒</sub>　白芷　甘草　土贝母<sub>各八分</sub>

为细末，温酒调服。

### 乳痈乳痛敷方

活鲫鱼<sub>一个</sub>　鲜山药<sub>一段如鱼长者</sub>

同捣烂敷上，以纸盖之。

### 吹奶乳痈

南星　半夏　皂角<sub>去皮，弦子炒黄</sub>　五倍子<sub>去虫窠，炒黄</sub>

各等分研极细末，醋调敷，一宿立效。

### 乳痈煎方

乳香<sub>一钱</sub>　没药<sub>五分</sub>　苡仁<sub>二钱</sub>　川芎<sub>五分</sub>　甘草<sub>五分</sub>　防风<sub>一钱</sub>　银花<sub>二钱</sub>　知母<sub>一钱</sub>　陈皮<sub>一钱</sub>　当归<sub>五分</sub>　瓜蒌仁<sub>二钱</sub>　木通<sub>一钱</sub>　香附<sub>一钱</sub>　贝母<sub>五分</sub>　橘叶<sub>二十片，鲜者更妙</sub>

水煎各半煎，食后服，四服必愈。

### 乳痈、乳岩及外吹

螃蟹蒸熟，取脚上指甲，砂锅内微火炙脆，研末一两，配鹿角锉末二钱，如遇此症，用陈酒饮一杯，将药一钱或八分放在舌上，以酒送下，再饮一杯，俱食后服。

### 治乳癖

用虾蟆一个去皮令净，入半夏三钱，麝香半分，共<sup>①</sup>捣烂

---

① 原文为"打"，当作"捣"。

为一大饼，敷患处，用帛缚之，约三时许解去，其效如神。

### 乳痈奶疖

活螃蟹十余只，取脚爪尖，约七八钱，阴阳瓦炙黄研末，陈酒送下，出汗即愈。

### 治乳痈癣病疬敷药

用野花椒叶晒干为末，鸡子清调敷立愈，痈尤效。

### 神效瓜蒌散

治妇人乳疽奶劳。

黄瓜蒌子多者一个，去皮焙为细末，如急用，只烂研　川当归洗去芦，焙，切细半两　生甘草半两　滴乳香一钱，另研　通明没药二钱半，另研

上用无灰酒三升，同于银石器中，慢火熬取一升清汁，分为三次，食后服，如有奶痨便服此药，杜绝病根，如毒气已成，能化脓为黄水，毒未成即内消，疾甚者再合服，以退为度。乳疽之方甚多，独此一方，神效无比，万不失一。

### 内消乳疬方

大贝母、白芷等分为末，每服二钱，白酒下，如有郁症，加白蒺藜，若有孕，忌用白芷。

### 治男妇乳疬秘方，无不立愈

鲜橘叶多些　夏枯草　香附童便制　青皮

先将夏枯草切碎，用青皮、香附晒干，后将橘叶放石臼内打烂，同前药拌匀，再晒极干，后方上磨为极细末，陈米饭为丸，白汤下，不拘时服。

### 治乳瘰疬，溃烂者方可服，神效

雄鼠粪三钱，两头尖者便是　土楝树子三钱，经霜者佳，川者不用　露峰房三钱

俱煅存性为末，分作三服，酒下，间两日服，一服痛即止，脓尽收敛奇效。

**治乳痛**

极凶者不过四贴。

炒白芍八分　甘草三分　苏梗七分　柴胡七分　炒黄芩八分　香附一钱，醋炒　当归八分，酒洗　川芎七分　金银花一钱半　贝母一钱半　连翘八分　瓜蒌霜八分，去油净

加橘叶三十片，水二钟，煎八分，食远服，无孕加青皮八分醋炒，有孕去青皮，加姜汁、炒砂仁末五分同煎，一方瓜蒌用一个，去油。

**海上乳毒奇方**

当归　漏芦　穿①山甲　独活　乳香　没药　桔梗　青皮
水酒煎服立消。

**雄黄藜芦散**

治妇人阴中突出如蛇，或鸡冠菌样者。

雄黄一钱　冰片二分　轻粉一钱　鳖头煅黄色，一钱　葱管藜芦二钱，研细如面

俱为末，和匀再研，瓷罐收贮，先用芎归汤煎洗，随后搽药，早晚二次，其患渐收。

**芎归汤**

川芎　当归　白芷　甘草　胆草各等分
每用五钱，煎汤洗患处搽药。

**妇人乳肿，不论内外吹，名必消散**

取五谷大杨树上木耳菌，拭净，瓦上炙焦存性为末，每服

---

① 原文为"川"。当作"穿"。

三钱，沙糖调陈酒送下即消。

**妇人阴户内生疮，痒痛难堪**

用鲜猪肝切成条，于香油中微烫过，抹樟脑、川椒末，插入户内，引蛆虫，候一时辰，取出再换，二三条即愈。

**妇人阴户内生疮作痒**

活蚌一个，剖开，将有肉半个，手拿对阴户一夜，次日又用一个全安。蛤蚌亦不用甚大

**妇人阴疮如虫咬痒痛者**

生捣桃叶绵裹纳之，一日三四易。

**妇人交接伤阴，出血不止**

五倍子研极细末掺之。